中医普及学堂系列书籍

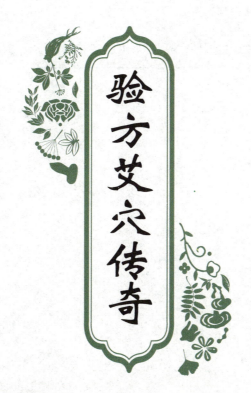

验方艾穴传奇

编著　曾培杰

整理　陈创涛　曾培俐　王　伟　唐婉瑜　李家林
　　　戴可依　方九丽　李小梅　方九丽　李小梅
　　　杨泷清　王鸣谦　温璧华

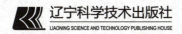

辽宁科学技术出版社
LIAONING SCIENCE AND TECHNOLOGY PUBLISHING HOUSE

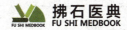

拂石医典
FU SHI MEDBOOK

图书在版编目（CIP）数据

验方艾穴传奇 / 曾培杰著. -- 沈阳 : 辽宁科学技术出版社, 2025.5.
  ISBN 978-7-5591-4147-7

Ⅰ. R245.81

中国国家版本馆CIP数据核字第2025NR1755号

出版发行:辽宁科学技术出版社
　　　　　北京拂石医典图书有限公司
地　　址:北京海淀区车公庄西路华通大厦 B 座 15 层
联系电话:010-88581828 / 024-23284376
E - mail : fushimedbook@163.com
印 刷 者:河北环京美印刷有限公司
经 销 者:各地新华书店

幅面尺寸:170mm×240mm
字　　数:167 千字　　　　　　　　　　印　　张:13.5
出版时间:2025 年 5 月第 1 版　　　　　印刷时间:2025 年 5 月第 1 次印刷

责任编辑:陈　颖　臧兴震　　　　　　　责任校对:梁晓洁
封面设计:咏　潇　　　　　　　　　　　封面制作:咏　潇
版式设计:咏　潇　　　　　　　　　　　责任印制:丁　艾

如有质量问题,请速与印务部联系　联系电话:010-88581828

定　　价:79.00 元

前　言

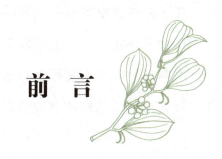

力气越用越出，智慧愈苦愈明。

中医在近一百多年以来，倍经磨难，经过几代中医人的耕耘传承普及，最终在新冠病毒的抗疫中大放异彩，守护住了老百姓的生命健康安全！

井水常打常有，我们在挖掘老祖宗传给我们的文化时，也是一样的，越挖越有，越挖越深。

一方面我们要"勤求古训，博极医源"，向古圣先贤经典古籍溯源而上。

一方面我们要"礼失，求诸于野"，要向广大乡村老百姓野外大自然去搜寻偏方秘本，遍识百草，体验山川地域，四季轮转。

一方面我们要"抟精凝神，内证观察"，人类文明，是基于我与天地万物内证感应探索而得的，如果没有了内证内明，那璀璨的文明就跟人的内在生命探索分离了，只是存在于思维头脑的知道，却很难行道受用。

一方面我们还要"传道、授业、解惑"，要懂教育，要把文化的根留住，往下传，像种子一样广播出去，令其经久流传，惠及万民。

就像本书中的验方、艾穴经验传奇一样，都是在民间古籍中深挖验证出来的，而且还能付梓出版流传，以飨后来者。

在这里要感谢本书出版方编辑老师们的鼎力支持，也要感谢这么多年中医普及学堂的学子们的默默付出，才有这些书籍的问世。

本书有很多精彩又行之有效的验方及艾穴配对，非常实用，且易上手，如备佳酿，尽待诸君来尝！

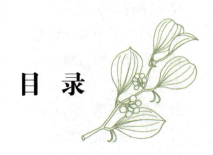

目 录

第一部分　验方传奇

第二部分 艾穴传奇

第一部分

验方传奇

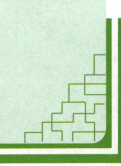

缘 起

2022 年壬寅年春天某晚，我饭后步行于石印村（即五经富镇第七村），也是五经富文化古村，在镐德地大门楼前遇见一老者，饭后摇着蒲扇在树下乘凉，悠哉自在，安详清闲。新农村建设实现了村村三通（道路、水电、网络），乡颜大改，气象万千，条条巷子都安装了太阳能灯，夜晚灯火通明，如同古时扬州夜市。

2016—2019 年三年时间，我得乡贤臂助，在石印村"庆衍传经"古祠堂义诊、办教，乡人皆知。我当时本着两个愿望：一是让乡亲父老有个接受纯中医调理的地方；二是让虔诚学子能学会一技之长，白手起家，安居乐业。

那时知足堂日接诊数十，多时过百，每天都有不少案例，因此我整理出版了《小神手学医记》《小神手闯江湖》等书籍，如今重游岐凤围、三近轩，过往历历在目，徒众、患者、粉丝的笑声仿佛就在昨日。突然眼前这位老者叫住我说："你是曾医生，人称神医大师。"我苦笑着说："乡人抬爱，谬赞了。"老者接着说："我妻子多年腰痛，就吃了你的方子治好了，我还保存了方子，方子为八珍汤加杜仲、枸杞、黄芪各 10g，你的药不贵，效果也好。你还教她艾灸、按脚，十多年的毛病一并治好了，我们都念着你的情。"

果然，功不唐捐，德不虚砌。这时老者叫我等一下他，他从自家房子里面拿出一本线装的手抄本，名字为《王宝珍祖传内外科药方》，并讲起，这部手抄本是一百年前他的太爷从一位名闻泰国的华人医生手中抄过来的。这百年来，由于家族也没有人学医行医，这本书一直压在箱底，作为珍宝珍藏。

老人双手小心翼翼地捧着书递给我说："骏马送英豪，宝剑赠侠士。真正的古医书应该属于能将它发扬光大的人。我现在已经老了，里面有些方子照葫芦画瓢拿出来用，也帮到不少人。这本书现在传给你，去帮更多的人吧。"

所谓万两黄金不买道，蓬莱送予有缘人。曾经有位江湖人士，登门数次，要抄阅此书，老人都不舍，如今却不为名、不为利送到我手里。为了将这书发扬光大，满足老人之愿，我便倾听老人言说，用拙劣的笔头，记述这其中点滴的传奇故事。

虽说这是些民间验方，却有很多神奇的疗效。因为是老人将其中方子神奇之处传到我手中，所以本书的第一部分为《验方传奇》。古之医者，既有济世救民之愿，也不乏医灯续焰之心。我不希望此书湮没于我之手，乃写文弘扬。

又恐深奥的秘本，人难知，乃以小说口吻一一讲述，众人莫嫌浅白如水便好！

1　清毒汤

泰国曼谷，不少潮汕人、客家人在此定居，他们的市场还有大量草药可买。当地还有唐人街、唐人区，以及唐人宗祠！

有一位拉板车的人，古代叫贩夫走卒，由于心力交瘁，导致口干舌燥，嘴唇肿。他知道，王宝珍是当地华人保护神，大家都尊称他为老王医生、老王郎中，就来找他看病。

老王医生察色切脉说脉象洪大有力，乃热证，开了黄连、黄芩、大黄各10g，生地15g，名曰清毒汤。一剂唇痛解，三剂嘴胀消，这三剂的药钱还抵不上一包烟钱。

黄连清心火，大黄清六腑火，黄芩清肺火，生地能滋阴降火，有增液之功，虽然四味药，却照顾周到，专治各种热毒、火疮肿。

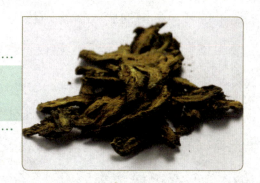

黄　连
huáng lián

2　治目火方

曼谷灯红酒绿，穷人也不少，底层的百姓也时常为衣食而忧。一妇女没日没夜穿针引线织毛衣，长期熬夜，就为养家糊口，导致双目红肿，干涩难耐。老王医生给他开了治目火方：蒲公英10g，蝉蜕

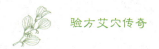

5g，菊花 10g，吃了一剂，眼红肿消退，两剂，眼不干涩了。妇人亲手缝制了一个脉诊袋送给王医生，作为回报。

王宝珍在本上写道：此方退目肿干涩，换得诊袋一个。

所谓笔勤人勤，笔懒人懒。勤笔记录，必有回响！

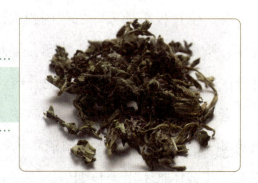

蒲公英
pú gōng yīng

3 满口牙痛方

逢年过节，泰国的唐人街特别热闹，大家在异乡共同讨论着唐山，回忆着祖国。由于年节喜乐，熬夜过度，不少人都得了节后综合征，症状就是虚劳以后满口牙痛。

一位菜农用手按着牙齿，向王医生请方子。王医生就从宝珍草木店里把抓好的方子拿出来，只见那袋子上写着：*满口牙痛方神印：熟地 15g，生石膏 10g，知母 5g，麦冬 5g，牛膝 10g。*菜农也没有给钱，只提一把菜来，因为他前几次满口牙痛都是在草木店里拿三包药就吃好了。老王医生也没将菜农当外人，像家人一样对待。满口牙痛吃了两天药就好了，第三包药都不用再吃了。

宝珍晚上掌灯，在案桌上一边读古医书，一边记录白天的案例。他书写道：凭此满口牙痛方，换得常年蔬菜不断。

菜市场众多的卖菜阿姨都是老王医生的忠实粉丝，她们时常将最好的应时节蔬菜先送到宝珍草木店，不单不要钱，有时还不留名。老王医生也不知道究竟是哪位贵客送的。

耕田人看锄头，读书人看笔头。勤劳质朴者与慷慨奉献之士相互感召，相互成就，这就叫同气相求，惺惺相惜！

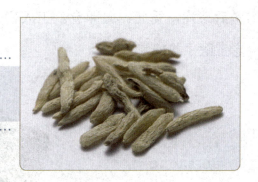

麦 冬
mài dōng

4 腰痛神方

"劳则气耗，久必伤腰！"

曼谷有不少建筑工，他们拿着低廉的酬劳，却干着繁重的体力活，天气又热，干完以后满身大汗，他们又跳到河里洗澡，因此天天都有腰痛的建筑工来到草木店，他们都听说，在这里拿三包药就能治好腰痛。

一位砌砖的工人，他的腰痛得都直不起来了，弯着腰找老王医生，老王医生从百子柜（即中药柜，有密密麻麻的柜子，装各种各样的草药）的最上角拿出已经包好的药，药袋上写着"腰痛神应方"，方子只有六味药：川椒 6g，葫芦巴 6g，杜仲 6g，巴戟天 6g，红花 3g，牛

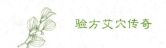

膝 8g。不到一抓的小药包，工人吃一天腰痛就好大半，两天就全好了。这方子也是老祖先智慧的高度结晶。先看川椒、葫芦巴，是壮阳、温里的药，杜仲、巴戟天、牛膝是补肾、壮腰的药，红花更是伤科圣药，瘀血克星，止痛最佳，跌打损伤不离它！

老王医生在《宝珍抄本》上小注：此方后来传到工地，不少工人的闪腰后遗症，凭此一服即愈。工人们为了念记这个恩情，将此方称为"老王医生腰痛灵方。"

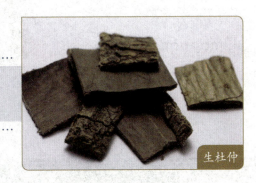

杜 仲
dù zhòng

生杜仲

5　小儿口角烂神方

视民如伤，病苦苍生皆吾子；

修己以敬，杏林前辈乃吾师。

曼谷潮湿，不少孩子烂嘴巴，饭吃不下又哇哇叫，大众的需要就是医生用功之处。老王医生喜欢读古医书，桌上有《医宗金鉴》《千金要方》《外台秘要》，还有《张氏医通》，每每遇有问题，他就会打开书问前贤老祖宗。

这叫书卷多情似故人，晨昏忧乐每相亲。

他从古方书里抄出一个安全小方：治小儿口角烂神方：辛夷花、桑白皮、麦冬、柿饼各 8 ~ 15g，煮水服之。每年凭借这个方都会治好数百例小儿口角烂。王宝珍统一在本子上写道：古贤典籍乃吾师。

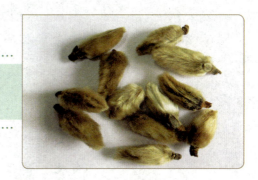

辛　夷
xīn yí

6　心肝气痛方

百病皆生于郁！

凡行医日久，越会感觉到七情疾病占了临证上的大多数。医生在诊台上可以看遍世间万象。老王医生每天在宝珍草木店可以看到一幕幕的家庭难念的经。曼谷有家兄弟俩开的超市，兄弟俩在穷的时候努力干，后来富起来，闹着要分家，大打出手，气火冲天，非常难受。

一争两丑，一让两好，一斗两闹，一忍两好。他们不约而同都来到宝珍草木店，老王医生看他们脸色黧黑，知道气都没消，乃拿出专治吵闹斗气的神应方，叫"心肝气痛方"。由于这类病非常多，所以老王医生把这个方子都打成了粉末，做成药散，让气得不得了的人直接用姜汤送服药散，就三包小小的药散，吃了三天，大家都好了。兄弟俩都来感谢老王医生，还提来不少超市的货物。

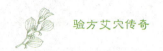
老王医生的建议更让他们满载而归。老王医生说，生气、闷气、傲气乃砍伐人生的三把斧，并给他们讲《林则徐十无益歌》：

存心不善，风水无益。

父母不孝，奉神无益。

兄弟不和，交友无益。

行止不端，读书无益。

做事乖张，聪明无益。

心高气傲，博学无益。

做事乖张，聪明无益。

妄取人财，布施无益。

不惜元气，服药无益。

淫恶肆欲，阴骘无益。

老王医生对这个心肝气痛方非常满意，因为世人几乎没有不生气的，百病皆生于气，这方子就是顺气、降气、和气。

护体面不如重廉耻，求医药不如养性情。

所谓家和万事兴，老王医生称这方子为和气方，*汤方为：厚朴10g，沉香5g，羌活、独活各5g，乳香、没药各5g，砂仁、豆蔻各5g，当归、芍药各5g，木香、郁金各5g，众药按比例打成粉，用米糊为丸，然后姜汤送服。*

老王医生在笔记本里写道：上至达官贵族，下至贩夫走卒，每日七情不合、脾气失控，必致气郁，郁久不解，乃生恶疾，此和气汤可解，又名和气散。

这一个和气散处方，让老王医生在泰国行医就如鱼得水，甚至有泰王身边的贵族、大臣，碰到疑难杂病，也派车马来宝珍草木店，接老王医生出去诊疗。老王医生时常带上和气散，斩获了不少口碑和"粉丝"。

7 烂脚方

曼谷有一个渔夫，常年脚趾烂，老王医生给他一个烂脚方：苍术、黄柏各10g，红藤20g，煮水加酒服，然后脱鞋在太阳晒热的石头上面踩。五天后烂脚就好了。

老王医生说："这烂脚方便民无数，大多底层人常跟水打交道，或者上层人双脚不接土地，用这烂脚方，很快能治好。"

同时，若要身体好，赤脚满地跑！

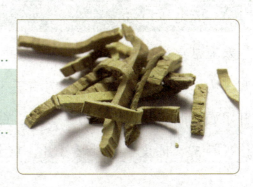

黄 柏
huáng bǎi

8 受胎方

曼谷有一对夫妻经营一家大牧场，夫妻二人年近四十，膝下始终无子，在寺庙里布施、祈求，还捐钱修桥补路，依然于事无补。来到老王宝珍草木店，老王医生说："有个祖传受胎方，夫妻皆可服之。

药方平和，唯独切记不可动怒、熬夜、酗酒，使气血归于丹田，必能受孕。"

方子为：山药 15g，山茱萸 10g，熟地黄 15g，茯苓 10g，牡丹皮 5g，麦芽 10g，五味子 5g，枸杞子 10g，杜仲 5g，川牛膝 5g，每月服五剂，坚持百日不动怒、不熬夜、不酗酒。夫妇二人居然顺利得子。他们还特别带孩子来认老王医生为干爹，称老王医生为"送子菩萨"。

老王医生在本上记道：方子是平常方子，只是不动怒、不熬夜、不酗酒，确实难遍世间英雄豪杰。

此方的奇效关键也在于这条医嘱，动怒则伤生机，熬夜则精力乏，酗酒则五脏颠倒。

后人须记：服此方而不遵医嘱者，无效也。

9 产后虚弱方

泰国皇宫车马有请老王医生。原来泰王身边的大臣夫人产后虚弱，手脚无力，他们听说唐人的药方有五千年传承，十分灵验。老王医生就开了妇人胎前产后虚弱方：当归、白芍、熟地黄、川芎各6g，洋参5g，茯苓5g，陈皮3g，生姜3片，煎水服。

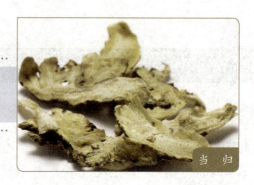

当 归
dāng guī

当 归

贵妇服完以后力量就恢复了，行走如常，然后给老王医生送了代表荣誉的花环。

10　赤白带下汤

《傅青主女科》：妇人带下，俱是湿症！治湿宜活血！

一贵妇白带异常，老王医生有个赤白带下汤：<u>当归 8g，丹参 5g，续断 10g</u>。以活血为主，血不利则为水，血脉不通利，水湿就会很多。这个馒头价的汤方居然医好了一大批带下患者，因此在泰国当地，人们对中医、对唐医都是竖起大拇指，尤其是底层人，花少量的钱却将疑难的病治好。在他们眼中，这就是神仙佛，药师佛！

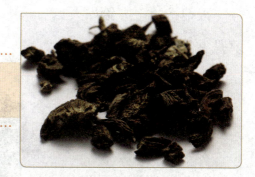

丹　参
dān shēn

11　清热解痛方

曼谷地处湿热地带，热病也多。有妇人小便尿痛，难以启齿。王宝珍为方便众人，特别包治好小便尿痛的妇科良方：<u>当归 6g，赤芍 5g，青皮 5g，白术 10g，茯苓 10g，延胡索 10g，黄芩 6g</u>。水煎服。小便尿痛就能解除。

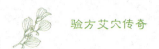

这方子既能清热解痛，还能活血行气，大受曼谷妇人欢迎。可这些验方，王宝珍都没有高价卖，他时常望着药柜上的两行字：但愿世人皆无病，何妨架上药生尘。

12 经期口鼻出血方

在曼谷行医，时常要面对妇孺老幼。一个民间草医的能力是被逼出来的，也是和患者统一成就的。

王宝珍接诊第一例妇女经期口鼻出血时，自己并没有把握，乃叫妇人第二天来拿药，他晚上就读书。按照张仲景讲的：勤求古训，博采众方。看到有这样一个方子：妇人行经口鼻出血，用红花、苏木、陈皮、青皮、延胡索、香附各8g，桑根、白鲜皮各10g，服之即愈。

第二天他按照上方给妇人抓药，从此妇人这个病症就好了。

真是世间好方书载尽！

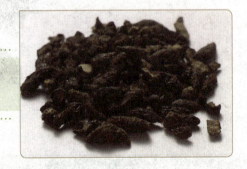

香 附
xiāng fù

13 流行温热病神方

《医家座右铭》："逢危急不可因循，竭智挽救以尽天职，遇贫贱不可傲慢，量力施助，以减愁怀！"

某年，曼谷地区流行温热病，得病的人口吐热气、咽喉肿痛、浑身发热，但脉象有力，几乎每天都有几十人来到草木店，这还只是曼谷的冰山一角。

王宝珍仔细翻阅古籍，找到流行热病神方：金银花10g，蒲公英10g，紫花地丁6g，野菊花5g，紫背天葵5g，薄荷5g，浙贝母5g。

按照上方这个比例用大锅煎水，将大锅放在药店门口，任随来的热病患者直接喝，只要喝了这药汤，当天热病就退了。前后一周多，药店医好的患者过千人。而且王宝珍也没有明码标价，学习古代施医赠药的庙宇，绝不发灾难财，救人如救锅上蚁，济人似济溺水者！

当地的政府还送来一张锦旗：临危不乱，医者仁心。

王宝珍把这个方子命名为热病消毒饮。

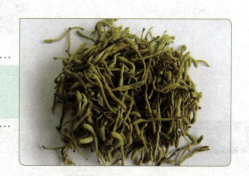

金银花
jīn yín huā

14 肚痛仙方

七分饱胜调脾剂，食不言乃养心方。

每年夏天都有大量吃坏肚子的病人，因肚子痛没胃口。大家都不约而同想到宝珍草木店的肚痛仙方，去那里抓几剂来，一吃就好。

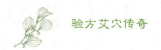

一般的医家都把自己的方子当作养家糊口的工具，不轻易授人。王宝珍没有这个习惯，他甚至注明汤方配伍剂量，而且用正楷书录，使那些底层的患者抄录下来，即使旅居异乡，照方抓药，也能治好病。

这个肚痛仙方配伍剂量如下：党参6g，茯苓5g，白术、炙甘草5g，木香、砂仁各5g，陈皮、半夏各5g，肉桂3g，杜仲5g，厚朴5g，生姜3片，水煎服。

此方能够健脾和胃，行气化滞，是居家常备、旅行必带的好方子。即使读书在外，异国他乡，水土不服，肠胃不好，此方都有调理作用。

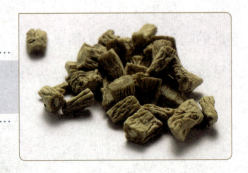

党　参
dǎng shēn

15　腰痛神方

病时方知身是苦，健时多为他人忙。

劳苦大众久虚必累及腰，常会出现腰肌劳损、椎间盘突出。当人们感到腰转摇不能、屈伸不利时，他们就会来到草木店，叫宝珍医生抓腰痛神方。这个方子平和有保健作用，大部分腰酸、腰没力的患者吃后都能迅速康复，因为方中的药平和、平常、平安，王宝珍就大胆地公布出来。

腰痛神方为：当归 15g，熟地 6g，杜仲 6g，川芎 8g，桂枝 5g，陈皮 5g，连翘 5g，泽泻 10g，肉桂 5g，补骨脂 10g，枸杞子 10g，甘草 5g，煮水后可加一杯酒，通经活络，强腰健肾。老王医生称之为壮腰健肾汤。

凭借这个汤方，老王医生打开了知名度，每个月这个腰痛仙方换来的金钱都够房租和伙食，甚至还有余钱寄回唐山老家。

老王医生再三交代，这方子是中老年人虚损的补益方，服用时有三忌：一忌房劳，二忌熬夜，三忌洗冷水。守此三忌，用这药才有神效。

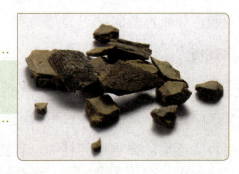

肉　桂
ròu guì

16　乳头疮毒方

千里见书如见面，万山遮目不遮心。

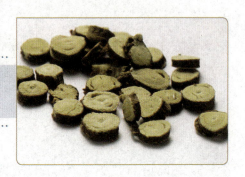

甘　草
gān cǎo

有些怪病难以启齿，像妇人乳头长疮毒破烂，老王医生医书读多了，发现一个安全而又有效的小方，临床用了百时利，口碑好。

桔梗 10g，当归 8g，甘草 5g，全瓜蒌 15g，乳香、没药各 10g，煎水服用。有三忌：一忌荤腥，二忌怨怒，三忌凉饮。若不忌嘴，服药不效。养生不忌嘴，忙坏大夫腿！

17 肿痛外伤方

在曼谷，时常会碰到一些外伤，比如车马撞伤、高空坠落，还有打架斗殴，导致鼻青脸肿、局部乌青，有个既便宜效果又好的方子，叫万应打伤方：乳香、没药各 10g，当归、赤芍各 8g，三七 5g，煮水加酒送服。经常一剂就痛减，三剂就消肿了。

在民间行医，凡是门庭若市的，不单是他治的效果好，还有他懂得为老百姓考虑，必须选药精简，花费少。多年下来，老王医生积累了大量简验便廉的方子，每首方子都千锤百炼，愈人无数。他也不私藏，碰到有同乡国人，都是倾囊相授，任人抄录。《论语·雍也》讲："己欲立而立人，己欲达而达人！"

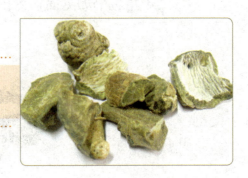

三七
sān qī

老王医生说道："好方有好的医德，如鱼得水；好方如果没有好的医德，也像无源之水，不能流远。"

18 独参汤止肺病咳血

> 口碑无翅，但会飞；口碑没脚，但会走。

王宝珍接到一例肺病咳血的患者，人虚弱得不得了，举手都没力。中医理论讲：气不摄血，患者六脉无力，乃极虚。于是开出《十药神书》上的独参汤，人参30g重用，加大枣煮水。

《十药神书》是专门讲治肺病的医术，一剂下去血就止，咳就停，真是药对症，一碗汤；不对症，满船装。每一本医书，都有长期实践、千锤百炼的验方、心得。

所谓《验方传奇》，指的是遍览群书后临症所得，如同蜂采百花，酿成佳蜜。

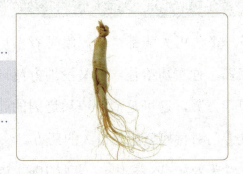

人 参
rén shēn

19 夏日心烦气躁方

炎炎夏日，有不少人中暑休克，一个传统中医他知道某些节气会出现身体的变化，就会顺应节气开一些方子，如夏日的凉茶，让人心清凉、舒爽。在夏天，凡来宝珍草木店喝上一壶生脉饮的顾客，不仅抗热效果好，也能口舌生津，身心舒调。

有一位铁匠，他打铁心烦气躁，汗出如雨，自从喝了生脉饮后，这些症状一一消退，生脉饮真是补气阴之良方啊！方子组成：<u>人参10g，麦冬20g，五味子10g</u>。

一般医家舍不得多放些人参做凉茶给大众喝，可是王宝珍他读《千金要方》时读到了孙思邈的心："人命至重，有贵千金。"人参再贵都是有价的，而人身体是无价的。

学医要志于道，要以人为本，而不是以名以利为本。

所以宝珍草木店用的都是上好的药材。夏天慕名来喝生脉饮的人排成队，草木店门口的药葫芦时常被喝得一干二净。

但愿人常健，何妨我独贫！

20　黄芪汤

一个乞丐大腿都烂了，眼见着不护理就会死，你开方给他，他没钱买药，你买药给他，他又没地方熬。老王医生打开外科专著《刘涓子鬼遗方》，这可是治疗疮痈烂肉的超级好书。看到里面的黄芪汤，就是专门对付痈疮溃烂日久的药方。

<u>黄芪80g，人参10g，当归10g</u>，进补气血，生肌长肉。就这样，老王先生给乞丐熬药喝，用药一周，乞丐的大腿溃烂处就收口了，黧黑的面色转为红润。一个月后，卧瘫的乞丐恢复了正常行走，这就是中医益气生血、补虚排脓的方法。

宝珍在笔记本中书写道：黄芪真乃治痈疽久败疮之妙药。

常人知道这个道理，如果没有医德、菩萨存心，也救不好这个乞丐。

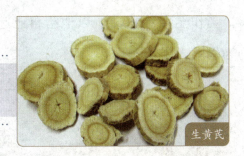

黄　芪
huáng qí

生黄芪

后来，宝珍还收乞丐做熬药童子，教他四气五味、阴阳气血，为宝珍草木店分忧不少。人生如果碰到良医，病会好，碰到贵人，运气会好。在古代医籍中，对医者的修养要求很高，不但要胆大如金刚，心细似儿女情长，还要慈悲如佛菩萨，善巧似神仙。

这些所谓的施医赠药，在外人看来是成就了一个又一个病人，在老王医生看来，更多是成就自己的医术医德。

21　胃溃疡散

> 《医家座右铭》曰："必读昔贤之书，俾免离经而叛道；参考近人之说，亦使温故而知新。"

卖衣店的老板捂着肚子说，胃溃疡病又犯了。老王医生拿出溃疡散，即人参、三七、白及等份打粉，服用下去，不痛了，溃疡也修复了。

这个溃疡散威名远播，泰国许多工薪阶层，压力大，生活紧张，饮食不节，他们的胃就会糜烂、溃疡。人参可以补气，白及能够让溃疡修复，三七可以将瘀血和疼痛解除。

这个民间小方子，后来都被刊登到中医杂志上面，广为传颂。在

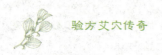

中医古籍中，阅读其实是在探宝。老王医生把自己满屋子的医书称为宝山，当作至宝珍藏，所以他给自己起名为王宝珍，如宝珍惜架上书籍乃为学医人中第一。

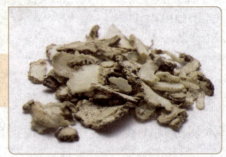

白 及
bái jí

22　小儿出血性紫癜

在曼谷上学的一个小孩，他只要一摔倒，皮下就出血，身体遍布瘀青，反反复复。父母家长也不敢打他，这种病叫出血性紫癜。治小儿出血性紫癜有三味药：党参10g，旱莲草10g，仙鹤草10g。煮的时候别忘了放一抓大枣。

就这一个小秘方，帮助这个小孩子度过了不愉快的童年。古书曰："一人向隅，举座不欢。"所谓一人生病，满家不开心，一个好方子，都是一个家庭的开心果。像这些小案例，几乎每天都有验方试效，老王医生已经习以为常。

23　脱力贫血汤

曼谷有个做手工的妇人，时常每天做工十四个小时，头晕眼花，蹲下去站起来都天旋地转。她很苦，少气乏力，不拼命就没钱养家，拼了命就没钱治病。老王医生教她用<u>党参、当归、大枣、仙鹤草各</u><u>15g煮水</u>,这叫脱力汤。人脱力贫血,用这方就好。健脾养血,补中益气!

这是民间古方,口感又好,治疗各类气血不足、贫血效果还不错,还没吃到半个月,妇女就好了,手也不抖、头也不晕了。凡人脱力皆脱在气血,补气养血,百症消解。

24　学医三不少

问渠那得清如许,为有源头活水来!

老王医生每天都要看医书,病人也笑着跟他讲:"你已经是神医,也已经是老师了,怎么还要读书?"老王医生说:"活到老,学到老。"

练拳的要冬练三九,夏练三伏,俗言云:"拳不离手,曲不离口。"打拳唱歌,这些从事艺术者,每天都磨炼不止,何况是学医者,要面对人生命的,更不能少临床实践,不能少读书,不能少布施。这是学医三不少。观千剑而后识器,操千曲而后晓声!每读一本医书,都会开一分眼界!

有一例慢性肾炎的患者,有蛋白尿。老王医生在《冷庐医话》中学到:黄芪可以"托底",治疗精华外漏,乃教患者用<u>黄芪50g、糯</u><u>米50g,煮粥</u>,连续吃一个月,尿蛋白就消除了,患者身体也健壮了。

老王医生想到糯米是黏的,它可以黏固阴阳气血,对于虚脱症、劳损症,可以用糯米为引。学医既要读书,也要思考,还要悟。

纸上得来终觉浅,绝知此事要躬行!不是自己真悟到的,老师跟书籍也给不了你。

25 脾胃圣药白术

住山里的茶农受风寒湿影响，肌肉容易麻痹，他们急于要解决这种痹症。在曼谷也有山里的农夫，到市里采购。

有一个农夫左手肌肉坏死，麻木多年，拿东西都只能靠右手，变成独臂农人。他慕名来老王医生这里，老王医生有一个死肌散，就是一味白术打粉，可以做保健食材来服用。白术是脾胃圣药，脾胃就主肌肉，独臂农人吃了三个月白术粉后，麻木的死肌竟然恢复力气，有感觉了。

再服三个月，左右手恢复正常。《神农本草经》上讲："白术主风寒湿痹死疾。"六个字，将白术的效用全讲出。而老王医生炮制死肌散时，白术是用黄土炒过的。土炒白术，健脾生化之力更大，久服不单死肌复活，还能轻身耐老，忍受饥饿，延年益寿。也就是说，人顶不住饥饿可以吃白术。真是单方一味，气煞名医。这是一味药的秘密。自从治好这例独臂农人后，老王医生收到锦旗，上面写着"救死扶伤，功德无量"。

白 术
bái zhú

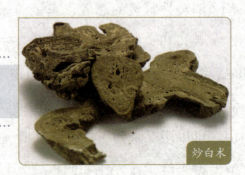

炒白术

26　补脾润肺的泥锅粥

有一位老人，常年肺虚久咳，他儿子带他来宝珍草木店。老王医生教他食疗，要用泥锅、山泉水熬山药小米粥，而且要孩子自己熬，不能请人雇人。孩子显得有些勉强，老王医生说："父母原与树木同，哪能免得落秋风？生时尽力来养护，死后悲号总是空。"

老人的孩子听完后很惭愧，于是亲手熬汤粥给父亲喝，不到半个月，日夜咳嗽的症状就好了。山药小米粥，本身就是补脾润肺好药方，孝子孝心一片好得更快。

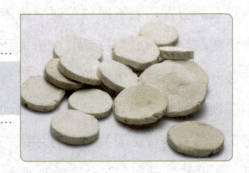

山　药
shān yào

27　妇科脏躁证

在曼谷，时常会碰到这样的妇人，说身不由己，莫名其妙悲伤想哭，说不出理由。一听到这样的苦诉，王宝珍马上开出甘草10g，浮小麦50g，大枣10枚。原来古代的张仲景早已将这种病攻克了，而且还在竹简上写："妇人脏燥，喜悲伤欲哭，像如神灵所作，数欠伸，甘麦大枣汤主之。"吃了五剂后便好了。

历代医家都因为张仲景这个经验，在临床上解决了不少妇科脏躁症，

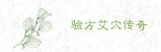

所以尊张仲景为医圣，医圣之名不单医术通天，也源于他的一个愿望：让天下好学医者皆能手到病除，所以作《伤寒论》。

历代多少医家，得仲圣《伤寒论》，未得仲圣之心，实为不得也。

28　阴阳兼补的太极汤

在曼谷，老王医生的药店很简陋，但是你不敢轻视。因为每天他都会擦一遍古旧的药柜，药柜散发出整洁的光芒。

有些底层老百姓，在农忙以后，累坏了，始终恢复不了。你说要开人参、黄芪贵重之药给他，老百姓吃不起；可是每天都会碰到这些虚劳贫血的患者，老王医生就时刻抱着这个心去读古医籍，一方面要药物便宜，普罗大众容易接受，一方面还要药物效果好，还要安全可靠。

老王医生知道一个经验，病马累马，只要吃一个冬天的黑豆，第二年会恢复强壮。黑豆能壮马，增加动物体重、精神。老王医生又在汉墓出土的古铜镜上看到有两行字："上有仙人不知老，渴饮玉泉饥用枣。"乃豁然开朗，用红色的大枣加黑色的黑豆煮成汤水。

红为阳，黑为阴，大枣补脾，黑豆补肾，先后天兼顾，干脆就叫太极汤。结果太极汤一推出，广受劳苦大众欢迎，隔三岔五煲个一两碗喝下去，家人少感冒，身体恢复更好。甚至那些放化疗、贫血过后的患者，都津津乐道此汤的平稳疗效。

有一位脱发的老人，喝了太极汤后，发落根生。又有一例贫血的妇女，吃了太极汤后头晕症状也消除。老王医生还讲，更年期服用太极汤，可以缓解更年期综合征。劳苦大众服用太极汤，能够倍增力气，越发精神。

而大枣、黑豆都是平常食物，孙思邈讲过：食物用好即药物。老王医生就是这种得民心的医生，他将老百姓的需求常放心中，为劳苦大众找到最简验便廉的好方子。

29 抽筋神方

年老体弱，抽筋现象频多。抽筋是世界老年人的难题，西医建议要补钙，中医有肾主封藏的说法。在宝珍草木店里有个抽筋神方，一服一个准。有例抽筋五年的患者，服五剂即愈。他苦笑着说："要是早五年得到这个方子，该多好。"

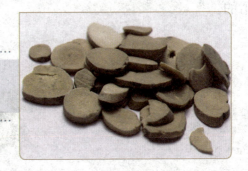

白 芍
bái sháo

抽筋神方为：芍药 15g，甘草 10g，黄芪 10g，党参 10g，当归 10g，淫羊藿 10g，小伸筋草 10g。

后来在泰国曼谷都有这样的说法：老人抽筋找宝珍。宝珍用的就是这首抽筋方。

30 慢性咽炎的小方

《本草崇原》曰："桔梗治少阳之胁痛，上焦之胸痹，中

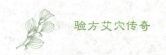

焦之腹满，下焦之肠鸣。又，惊则气上，恐则气下，悸则动中，是桔梗为气分之药，上中下皆可治也。"

有一位咽喉发炎的主持人，他在电台常用嗓音，患了慢性咽炎，讲话沙哑，平时煎药又不方便，宝珍草木店用桔梗、甘草各 10g，让他平时泡茶喝。结果，不到五毛钱的药，连服一到两个月，居然咽炎痊愈。

老王医生感慨说："世人都忽视了小方的魅力。不积跬步，无以至千里；不积小流，无以成江海。有些慢性炎症是要靠守方长期积累服用的。"

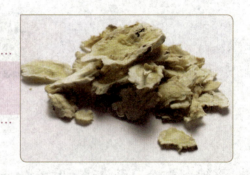

桔 梗
jié gěng

31　健脾升阳的茶饮

在曼谷，常会碰到一些血压低、有气无力的病人，他们急需要增加抵抗力。

有位早餐店的老板，起早贪黑，早已经低血压、疲于做生意了。老王医生去买早餐时，他将病苦讲出，老王医生说："你家里可能就有治好你病的药。"乃教他用肉桂、甘草、大枣各 15g 煮水，代茶饮。

大枣、甘草能补土健脾，肉桂可以强心升阳、补阳。老板喝了不到半个月，人就精神了，头也不晕了，血压也升上去了！原来肉桂强心，甘草大枣补脾，心脾补，气血足。

32 湿疹药酒

春夏之交，不少孩子身上长湿疹，煲药又麻烦。老王医生自己泡有湿疹药酒，用补骨脂、威灵仙各一斤，用高度酒浸泡，半个月以后就可以拿来擦皮肤，有明显止痛、止痒、除湿的效果。因此大受家庭欢迎。那些街坊邻居常来老王医生这里倒个小半杯回去就解决一个湿疹问题，他们都称老王医生为保护神。

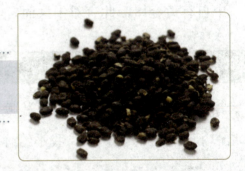

补骨脂
bǔ gǔ zhī

33 降血脂的食物丸子

在丰衣足食的都市，有些饮食过度的人群，他们得了高血脂症、脂肪肝，这都是亚健康的表现。这些人不吃药不舒服，长期吃药也没时间。老王医生特别为大家量身定制了血脂丸。

他遍查古籍和现代报告，将肉苁蓉一斤，山楂、金樱子各半斤，打成粉末，用上好的蜂蜜制成每丸 10g 的药丸子。结果这个药丸子，既能开胃降血脂，也能补肾。老王医生选的这几味药全部都是可以直接食用，健康无副作用的。

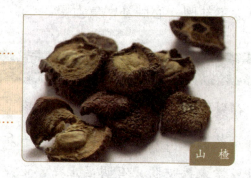

山 楂
shān zhā

山 楂

在一般中医家传，得到这一个小方子，制成药丸，都能养家糊口。但中医里头的宝，中医里头的珍，有多少人能知道呢？

书中自有黄金屋，此言对中医而言，可以说书中有黄金大厦！

34 食疗补肾

曼谷有这样一个老人，常年便秘，晚上又多尿，不知用了多少药物，他都吃怕了。老王医生说："我不给你开药了。"老人说："不开药怎么治我的病？"老王医生说："食疗。你这多年便秘是肾虚，而且多尿也是肾虚。能补老人肾又平和不偏的，只有这味肉苁蓉了。"

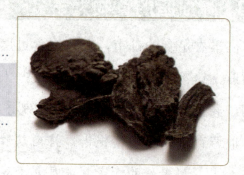

肉苁蓉
ròu cōng róng

老王医生告诉老人每次用一两左右肉苁蓉煮小米粥，谁知，只服一周，便秘、多尿同时好了。老王医生又用这个方法帮到数百例同样症状的中老年人，然后得出结论：食疗之功，不同凡响。

35　行气活血的杜仲酒

老人病非常多。千般老人病的共因就是肾主藏精功能下降。人年少时筋骨满壮，到老时骨质疏松。走路也没力，上楼梯也不稳。老王医生看到孙思邈《千金方》上面的杜仲酒，马上推广。

这是治疗老年体弱风湿的药酒，用杜仲半斤，羌活3两，石楠叶2两，附子5克，酒2～3斤浸泡。那些常年腰腿无力、凉冷、关节痛的患者，一服用就能再恢复年轻、有活力。

老王医生凭借这个杜仲酒，帮到了无数颈肩腰腿痛的中老年人。

在古书上将杜仲命名为"思仙"，它是带有仙风道骨的一味药。《神农本草经》讲，杜仲专门主腰急痛。在民间，多少人因病成医。老王医生这个药酒方，治好了人，也教会了人。哪个家庭没有颈肩腰腿痛的，用杜仲酒，行气活血，补腰肾，就减轻了，甚至对坐骨神经痛、腰椎间盘突出也管用。

36　菟芪四物汤治黄褐斑

书从疑处翻成悟，文到穷时自有神。

爱美之心，人皆有之。无论青年，还是中老年，每个人都希望自己容颜亮泽，光彩照人。老王医生在临床中经常碰到一些妇女，她们

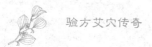

要治疗脸上的黄褐斑。当一个人老被问到的时候，他就会去研究、去找答案，叫学自问中来。

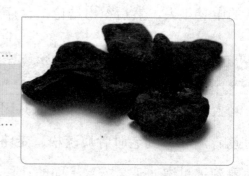

熟地黄
shú dì huáng

有这样一个妇人，两边脸颊都有斑，像蝴蝶的翅膀，深褐色，怎么洗也洗不干净，黯淡无光泽。老王医生在《神农本草经》上面看到这样的记载：菟丝子祛面斑（即面上的黑斑），乃用：菟丝子20g，当归10g，黄芪15g，川芎5g，白芍5g，熟地10g，名为菟芪四物汤。妇人连服十五剂，色斑消失，容颜亮泽。

这是一个非常平和、补养气血、养颜美容的方子。

37 皮肤瘙痒散

人生在世，生老病死苦，有时一个小毛病都让人寻死觅活。

有个少女，从头到脚都瘙痒，遍访名医乏效。后来她想不开要轻生，大家都劝她去问问老王医生。

老王医生从瓶子中拿出皮肤瘙痒散，它是由丹参一斤，菖蒲半斤，蝉蜕半斤打成粉制成的，每次吃3g，每日三次。女孩服用十五天以后，浑身都不痒了，说："这个世界上怎么有这么好的药？"

老王医生说："丹参平常，菖蒲也普通，蝉蜕就是知了的壳，它们组在一起，能活血祛风，开窍止痒，就像三个臭皮匠顶个诸葛亮，我们就把它叫作臭皮匠方，治疗皮肤痒。"后来这个方子被大学教授拿去研究开发成药物，广受大众欢迎。

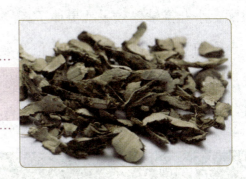

菖蒲
chāng pú

38 抽动汤

一个人压力大、紧张疲劳时，身体就会莫名其妙抖动，或者眼皮跳，或者肌肉抽搐。

有个鞋厂的工人，适应不了紧张的生产线，眼皮常莫名其妙跳动，有半年有余，直到老王医生一个抽动汤，才终结了他的心头大患。

白芍 30g，炙甘草 20g，钩藤 10g，防风 10g。民间常说，左眼跳财右眼跳灾，其实不论哪只眼睛跳，原因无外乎疲劳或者紧张、压力大。

甘草可以补疲劳，芍药可以缓解紧张、压力大。这个汤方不到一小撮的药，却能解决这些莫名其妙的躁动症。老王医生不单用它来治疗眼皮跳，还治疗一些暴跳如雷、心急如焚患者，发现效果也很好。

39 小儿百日咳

有一种小孩子的咳嗽很难好，叫作百日咳，一咳起来没完没了，

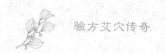
弄得家人晚上都睡不好。为了寻到治疗百日咳的好方子，老王医生连续数月翻阅古籍、研究病理，最后深入浅出，找到古今方药纵横的一个小方：何首乌12g、甘草3g，润燥止咳，发现对大部分患儿效果都好。如果配上小儿推拿，效果就更棒了。

一位妇女生完孩子后水肿，但是要哺乳，药不敢轻易吃。老王医生说用食疗，有个龙眼姜枣汤，就是龙眼干、生姜、大枣各一把煮水，连服一周，产后水肿就退掉了。这种食疗方子非常好。

40 金榜题名汤

常有一些高考学子，由于用脑过度，导致贫血、神经衰弱，睡不着觉，还心慌心乱，莫名其妙冒冷汗。老王医生在《食疗粥谱》上找到这样一个方子：龙眼肉15g，小米50g，莲子、芡实各15g，大枣5枚，加水煮粥，还可以放点糖。

结果，十有八九的高考紧张、失眠症患者，一吃这方就好。甚至老王医生都把它叫为金榜题名汤。只要人压力大、紧张、用脑过度，就熬一两碗这汤来喝，马上就缓解。而泰国又是龙眼肉产量最大的国家之一，中国的大量龙眼干都要从泰国进口。大家都以为它只是食物，不料它还能发挥出如此强大的药物作用。

41 玉灵膏

泰国有个六七岁的孩童，大便一直带血，几个月没好。面色偏白，神疲。老王医生最喜欢帮到孩子，最不忍心看到孩子痛苦。他早已经对便血的机理了然于胸，中医叫脾不统血，孩子又不耐药力，于是老王医生让他家人去蒸龙眼肉，任孩子去吃。不到半个月，便血就好了。

像这种虚损性的便血，龙眼肉效果很好的。

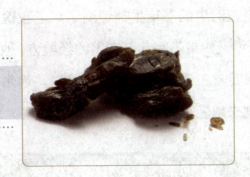

龙眼肉
lóng yǎn ròu

每到秋冬天，老王的药房就热闹的不得了，天天要熬药。传统观念都有这样的说法："冬季进补，来年打虎。"可怎么补是一个学问。面对大量需要补益的人群，如年老体弱、大病产后，五劳七伤、诸虚劳损，既要熬出有效的药，还要没有毒副作用，还要老百姓吃得起。老王医生发现泰国是龙眼的故乡，真是得天独厚。

他用一味龙眼加白糖熬制成膏，相当滋补气血，古方叫作玉灵膏。龙眼肉像白玉一样，熬的膏人吃了精神足，聪明伶俐，反应敏捷。而《神农本草经》更是讲到，龙眼肉有轻身不老之效。宝珍草木店的玉灵膏不知治好多少老少虚弱者。

老王医生说，唯独寒湿多，以及感冒前后不能服食。

42　鸡眼汤

真是临床上见多识广，经常看到有鸡眼的患者来到草木店。对这种平常小病，要百治百效、十拿九稳，也需要下一番功夫。老王医生治疗鸡眼有两招，一是内服鸡眼汤，就是苦参、丹参各30g煮水；二

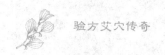

是直接用艾条艾灸鸡眼，基本上百治百效，很少有漏网之鱼。

在民间，你懂得这些方法，大家都会觉得你很神秘。这些小经验，在老王医生的书箱里都记满了。老王医生是个爱读书的人，更爱记笔记。每天如果不写几个有用的经验方，他就睡不着觉。读书已过五千卷，此墨足支三十年。这样日积月累，滴水虽微，渐盈大器。老王医生也就越来越轻车熟路、左右逢源，治病灵感多，用药思路多。

43　滋阴润燥的疳积粥

经常会碰到小孩子不爱吃饭，疳积发热，大人也忙得焦头烂额，却无济于事。老王医生说："简单，就是用中医传统挑四缝的方法，加上煮个疳积粥。"疳积粥就是麦冬1两，跟小米一起煮来吃。既能滋阴润燥，还能清心火。

有个疳积的小孩子，他老抠鼻子，抠得经常鼻子流血，又不爱吃饭，只爱吃零食，老王医生直接给他开疳积粥，吃三天就好了。

44　葱姜汤愈外感风寒

天气冷，流行性感冒多起来，中医叫外感风寒。大部分症状都是怕冷、流清涕、打喷嚏。老王叫药童熬了葱姜汤，葱白带须5根，生姜5片，这是一个人的剂量，依此类推，加适量红糖。凡喝此方的风寒感冒患者，一次就好。

葱有通周发汗的作用，生姜可以解表散寒，宝珍草木店的时行感冒方都是采取古医家的施医赠药方式，并没有明码标价收钱，全靠百姓、顾客自愿。

有也欢喜，没也乐意。有钱就是积功劳，没钱就是积功德。

45　疲劳瘙痒奇效方

一位考生，压力之下，浑身瘙痒，身上到处起风疙瘩，中医叫风团。一旦劳心劳累就加重。宝珍老王医生从古籍里找到一个疲劳加重风痒的秘方，叫二仙汤。仙茅 10g，仙灵脾 15g，当归 10g，巴戟天 10g。这个小方考生吃了一周，效果神奇，数年之病就好了。

老王医生在笔记本上写道：疲劳瘙痒奇效方。

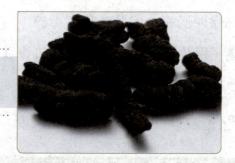

巴戟天
bā jǐ tiān

46　腮腺炎克星

在曼谷，有段时间流行"大脖子""肿病"，西医称为腮腺炎。临床表现为发热、头痛、咽干，甚至恶心吃不下饭。中医叫大头瘟。老王医生知道中医治疗大头瘟的特效药就是板蓝根。

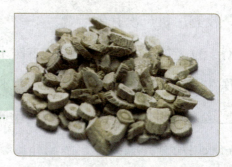

板蓝根
bǎn lán gēn

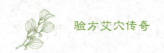

如果能将蒲公英、板蓝根、金银花三味药各20g煎水，几乎是流行性腮腺炎的克星，一吃就好，不留病根。

结果几十上百名腮腺炎的患者，都是这一个方治好的，这真是百姓炎热疾苦的解救方。

47　痢疾肛门热

病从口入。在泰国，底层劳苦人民经常饮食没规律，拉肚子的人很多。有时拉肚子，严重者到肛门发热，里急后重，这叫痢疾。中医有个名字叫肠痈，即肠道里有毒热。

老王医生遍览医书得到一句口诀真传：红藤败酱草，肠痈不可少。就用红藤、败酱草各30g，水煎后拿给痢疾肛门热的患者吃，十吃十好，十拿九稳。古医书中的经验真是句句干货，字字珠玑啊！

48　使君子丸

时常有小孩的妈妈来草木店要使君子丸，孩子最近又面黄肌瘦，不爱吃饭，无论怎么样，先吃个使君子丸，这是草木店的招牌。把使君子去掉皮炒黄，孩子们吃了以后，就能够去虫开胃。老王把这方视为小孩保护神，一个草木店里，只要有这一个方子坐镇，就不愁没有顾客，没有房租，没有生活费。

有一位老妇人，常年便秘。古医书上讲：妇人便秘得重用当归，老王医生用当归30g，莱菔子20g煮水，加一点蜂蜜，一吃就好了。并且把这方子叫作通幽灵。幽就是幽暗的肠管，它可以通达。中老年妇女常服用还有养颜美容、滋润补血、通肠化积的作用。

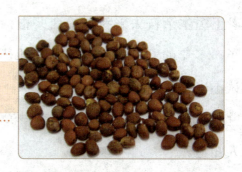

莱菔子
lái fú zǐ

49　消化道出血的圣药

　　酒桌上觥筹交错，时常有人半夜找来草木店，原来是急性的胃出血，呕出血来了。

　　老王医生就拿出他的拿手方子——血竭粉，专治各种上消化道出血。用上好的血竭打成最细的粉，每次服用 1 ～ 2g，不能用热水服，得用冷开水。因为热胀冷缩，有效率超过 90%。所以一味血竭就是伤科圣药啊！它跟三七的地位旗鼓相当，不相上下。

50　肝腹水方

　　在曼谷的江边，有一位肝硬化腹水的退休工人，他已经没有钱看病了，住在草庐里，肚子胀得绷紧，水都喝不下。小便黄赤，解不出。上下不通，那可是死症啊。

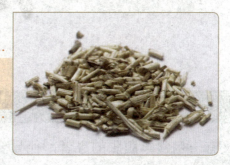

白茅根
bái máo gēn

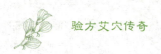

老王医生亲自去采新鲜的白茅根，每次用一斤煮水，给他一喝，就好了。多年的肝硬化吃了三个月的药，腹水脱，人正常。连他的亲人都认不出，认为这是奇迹。

世间无闲草，识得都是宝！新鲜草药，它的神奇之效，还远远没被世人知道。

51　肠易激综合征

商场里有个做皮革生意的老板，他得了一种怪病，就是一跟客户谈生意，紧张了就要上厕所，一激动就要拉肚子，西方医学称之为肠易激综合征，这种病主要跟情绪紧张有关。他已经求医百遍，直到找到老王，才将这多年的心头大患解除了。

老王用的就是规规矩矩的止泻药方，专治情绪紧张导致肠胃泄泻：白芍30g，陈皮10g，炒白术10g，防风5g。

所谓疑难杂病，就像难开的门，找对钥匙，也没有想象中的那么难。正如古语讲："会者易如拾芥，不会者难如登天。"

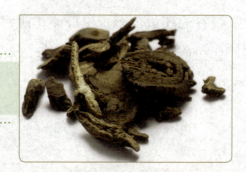

陈　皮
chén pí

52　常年腹胀的妙方

又有一例常年腹胀的患者，他只要一不开心，或者吃饭快一点，肚子就胀得像个球，没有几天缓不下来，而且有时候累了也胀。

老王医生在古医典上看到这样一个经验，叫气了累了胀，朴姜半草人参汤，就是厚朴、生姜、半夏、甘草、人参，五味药各 5 ~ 10g，如果胀得厉害，就重用厚朴；如果累得厉害，就重用甘草、人参，总之百用百效，无一例外。

患者才服用半个月，病就全好了。

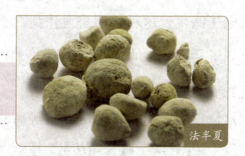

半　夏
bàn xià

法半夏

53 肺脓肿三药

肺脓肿是现代病名，古称肺痈，肺中的痰血会引起高热，在古代，如果医治不好，将有生命危险。

曼谷的底层民众，每年都有不少肺痈患者，他们咳吐大量腥臭脓痰。老王医生用的是金荞麦，一次半斤。所谓重剂起顽疾，这味药能清热解毒，宣肺排脓。

在古医书上，能够对肺痈独当一面，效果杠杠的药有三味：金荞麦、鱼腥草、葛根，前提是要重用。就像国家有人才，但没有重用他，他的才华一样发挥不出来。

老王医生常重用金荞麦的根，一次 100 ~ 200g，大清肺中脓血、痰，收到极好的效果。

54 脉管通药散

冠心病是世界难题，在中医看来，没有难题。如果说有难题，那就是患者拖太久、太晚调理。栋梁在听到蛀虫声时就要去治理，等到蛀成粉末时，谁有办法？

一位白领，时常觉得胸前后及背痛，查出是冠心病。时常痛如针扎，老王医生说这种痛叫瘀血作痛，于是拿出看家本领——脉管通，人参3g，三七3g，丹参2g，按照这种比例打成粉，每次服用2～3g，每日两次，能益气活血，化瘀通络。

这位白领服用脉管通后，胸痹痛的症状消失了，呼吸也顺畅了。老王医生说："这个脉管通药散，是中老年人保健良方，能够保护心脏，使血管畅通。一旦遇到手有麻痹，心、前胸、后背痛时，就要及时疏通穴道。"

这个方子气血兼顾，对一般胸痹痛的疗效是非常好的。

55 低血糖的保命良方

在曼谷，生活水平高下如天壤之别。有些一日三餐没保障的家庭，老年人贫血、低血糖、头晕乏力，非常多。

黄　精
huáng jīng

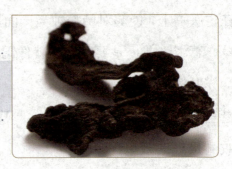

有位老人，神疲乏力，查出低血糖，一站立就头晕。所谓虚则补之，老王给他开了黄芪、党参各30g，黄精、枸杞子各15g，炙甘草10g。这个汤方是补血补气、升压升糖的。

老人服用一个月后，声音亮，精神好，胃口开，睡眠佳。他把这个药方视为保命良方，极力宣扬宝珍草木店。

56 愉悦身心方

有位货车司机，经常失眠，医院检查诊断为心律不齐。长期的紧张、焦虑工作，使得他吃睡都不安。

老王医生劝他换种职业，勉强无好处。乃给他开郁金300g打粉，每次用5g药粉子冲开水送服。结果才服一周，明显感到心气通畅、睡眠好，抗压能力大大增加，也舒缓了紧张情绪。

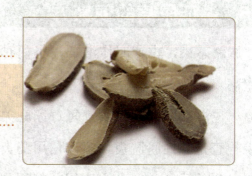

郁 金
yù jīn

憔悴皆因心绪乱，从来忧虑最伤身！

原来古籍便有这样记载，郁金能疗心悸怔忡。用现在话讲就是茶烟酒过量、工作压力大、情绪又激动，用这郁金能行气解郁，使人身心愉悦。

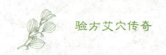

57 富贵病的秘方

生活条件好了，富贵病渐多。富贵病的特点就是，吃得好，排泄不好。

造纸厂的一位经理，两条腿痛风，大步都不敢迈，严重时脚都肿起来，痛苦不堪，老王劝他少应酬，然后给他开了苍术 15g，黄柏 10g，牛膝 30g，薏苡仁 50g，土茯苓 30g。

结果，不到一把的药，吃了一个月，腿脚灵便，关节痛消失。中医的秘方真是不可思议。

造纸厂的经理感念，给老王送来大量开处方的纸，并且说："礼物轻，不足以表达医生的治病大恩。"

58 淋证尿痛的便廉方

尿路感染，古代叫作淋证，小便时常会刺痛、不畅，农村妇女发病率高。

一位淋证尿痛的妇女，每每家庭关系不和、紧张易怒时会加重，医院检查是急性膀胱炎，多次使用消炎药效果都不理想。老王给她用香附、川楝子各 20g 煮水服用。想不到，尿急、尿痛，一吃就好，并且花钱极少。

老王医生用这个方子治疗了大量妇科抑郁、发炎的人群。香附乃气病之总司，川楝子，行气解郁、破结，二药配后，疏肝解郁，无往不利。而且川楝子味苦，能清热解毒。所以各种郁闷后发炎的，这两味药可谓是极佳搭档。

59　尿道结石

时常熬夜的人群，容易得结石。有一例尿痛的患者，一检查，尿道结石。

老王医生说，非常容易，用金钱草50g、陈皮10g煮水，吃了三天结石就排出来了。原本要动手术的，用这草药，却提前终止了手术。

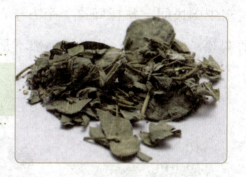

金钱草
jīn qián cǎo

老王医生讲道：金钱草跟陈皮，每次3～5g泡茶，可以防止结石生成。如果大量用，30～50克，可治疗已生成的结石。中药不传之秘在于剂量。

60　补脾肾再造汤

有位中风偏瘫的老人坐在轮椅上，话都讲不出。久病体弱，神疲乏力！孝子贤孙推他前来，老王医生观古医书，中医治病必求于本，知道年老中风源于脾肾两虚，加之脉弱无力，虚则补之，于是开出了补脾肾再造汤：黄芪50g，当归15g，党参10g，白术5g，茯苓5g，炙甘草5g，陈皮10g，丝瓜络10g，鸡血藤10g。

患者服用一个月，居然从轮椅上站起来，并且讲话声音洪亮，笑容

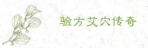

满面，跟着家人前来道谢。一张"妙手回春"的匾，老王医生又收入家中！

老王医生知道这个方子的威力，重用黄芪不但补脾，还能补肾。用四君子汤的目的就是修复肌肉。陈皮可以补而不滞，当归可以补气生血，丝瓜络和鸡血藤这两味药，看似排在后面，却不是无关紧要，这两味药可以将气血引到经络血管，丝瓜络引黄芪、党参之气入络，鸡血藤引脾胃生成的气血入血管，周身血通气足，何患顽疾不除？

在中国民间，掌握好这一个方子，灵活变换，不单能积功累德，吃香喝辣、养家糊口、传子授孙都不是难事。

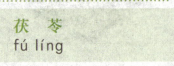

茯 苓
fú líng

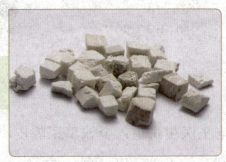

常人得到一个方子都舍不得告诉人，可是老王医生却并不将秘方看得很重，因为他知道，只要热爱读书、临床，老祖宗留下的秘方从来都不会少。

61 弱体转强三板斧

中医的精华在于辨证论治，这是从临证用药上来讲的。在平时未病先防或者疑难病的康复中，养生更重要。

古人言：求医药不如养性情。又云：不惜元气，服药无益！

比如一例强直性脊柱炎的患者，年纪轻轻却身体转摇不得，腰背酸痛，劳累跟天冷加重。

宝珍草木店的老王医生有这样一个经验，凡病劳累加重必用四君子汤，天冷加重，必用桂枝汤。四君子补脾益气治劳损，桂枝汤温阳活血祛风寒。

然后老王医生写道：党参 15g，白术 10g，茯苓 10g，炙甘草 10g，桂枝 10g，白芍 15g，生姜 5 片，大枣 10 枚。这方子简单得让患者都怀疑究竟能不能治好这疑难恶疾。老王医生开始教他拍掌功，膝跪功、爬行功，这叫弱体转强三板斧，患者也照做了。

一个月下来，他觉得身体没那么怕冷；两个月下来，他觉得腰部灵活了；三个月下来，他觉得自己身体不像有病了，恢复了健康有力之感。健康者，健，有力也；康，通畅也，喜乐也！

不少人也学习老王医生这个方子，可是收效平平。因为没学到老王医生对待患者的态度，也没学到那股医者父母心、苦口婆心交代练功强身的这些细节。医者用妙药，也用自己的修养去医人！因此孙思邈看到这点要写《大医精诚》，这可是医者走入大器、神奇的修养指南！

读书心细丝抽茧，练句功深石补天！

所以同样的方药，都是辨证论治，别人用效果没那么好，老王医生用效果就特别好。就像一把利剑，不是在所有人手中都能发挥出公孙大娘的气势。秃笔在书圣手中，也能出神作，残剑在剑仙掌中也有惊世之舞！

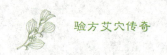

62 失眠易醒神方

现时代快节奏的生活，使很多人追名逐利，为一日三餐忙碌不息，使众多人失眠。这彻夜难眠的恶疾，常让人神经衰弱，情绪不利。

老王医生便从古书中找出一个失眠的神方：酸枣仁30g，苦参30g，那些失眠或者难睡易醒的患者，大部分用这个酸苦汤，效果都很好。酸能静，苦能清，能清能静，心安神定！

酸就是酸枣仁，专门养血安神；苦就是苦参，能清心除烦。这两味药，已经被不少人知道，可是大家都发现，在老王医生那里，效果比较好。

原来，老王医生还教失眠的患者捏脚趾头，这招叫引气下行，过度用脑，兴奋睡不着觉的，手法跟药物一起用。老王医生比喻说："就像车子陷进泥巴，一方面自身要发动，另一方面也要靠外力去牵拉，不可以忽视外力牵拉的作用。"

所以在老王医生这里，并没有那种重视经方、轻视民间验方的现象。无论经方、时方，只要配合好养生，综合治疗，就是好方。

63 帕金森病

有些中老年人莫名其妙手脚麻痹、震颤，西方医学叫帕金森病，好发于退休老人。西医认为这是脑内多巴胺减少所致，中医认为是肾封藏力量不够。

老王医生遍翻书籍，找出治疗这种脑萎缩、手脚震颤的方子：黄芪50g，鸡血藤30g，钩藤10g，川牛膝5g。这种再平常不过的方子，怎么能想到它就是帕金森病治疗中的一把利刃？

原来老王医生在患者服药的时候，还加进了运动疗法，叫作推黄金线。人体小腿内部有肝脾肾三条重要的经络，叫作黄金线，每天推通以后可以延缓衰老，增加活力，提升自信。弱者推了会变强，强者推了会变灵敏。

在泰国曼谷，老王医生治疗帕金森病患者成百上千，口碑铺天盖地，十有八九都好转，百无一二没有效果。

常人认为中医就是草药，就是喝汤药，老王医生笑着说："中医的世界广得很，草木以外的天地也大得很，经络穴位才是解决21世纪人类共同面对疑难恶病的一把利刃。"

64　护膝汤

有一位医院的护工，经常要熬夜，导致膝盖没力，上楼梯都是一件难事。他原本可以护理他人的，想不到要指望他人来护理。

老王医生将膝盖秘方传给他，四味药，叫护膝汤，黄芪50g，牛膝30g，杜仲15g，大枣20枚。这四味药的剂量配伍不可以轻易改变，煮水后加半杯酒，起到行气活络之效。

谁知，扶着膝盖上楼梯的护工，吃了这汤方半个月，就恢复以前三步并作两步走的力量，上楼如履平地。他居然携重礼来宝珍草木店拜师。

师者，所以传道授业解惑者也。原来老王医生不但帮他解了惑，除了病，还教会他如何护膝。这位护工后来工资翻倍，原因就是他不单做普通的家庭护工，还学习了点按膝盖，治疗膝关节退化的手法，广受雇主欢迎，因此工资也水涨船高。

可见中医的手法训练跟验方，不但能制造恶病转健康的神话，还能制造贫病转富有的神奇，因为它让人增了值。

65　简单方子治癫痫

因高考压力大，一位少女得了一种抽动的病，忽然倒下，手脚抽搐，民间俗称"羊癫疯"，西方医学称为癫痫，是巨大的压力导致大脑失控。

孩子的父母找了很多医生都没有解决问题，找到老王医生时，老王医生让他们用柴胡、白芍、枳实、甘草、郁金、菖蒲各10g煎水服。

家长看了这么小的方子，都有点小视了。老王医生见了他们的态度也笑着说："你们不要小瞧那一点点药。尿泡虽大无重量，秤砣虽小压千斤。"

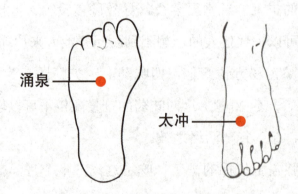

涌泉

太冲

老王医生教这一家人用按摩棒按脚底的癫痫穴位：涌泉、太冲等。这两个穴位就是专门治人太激动、紧张导致的各种疾病，涌出泉来可以滋阴润燥，太冲动了可以降气归元。同时吩咐孩子要打赤脚，接地气！

一般医生看了，也不认为这个简单的方子能治疗癫痫，可是老王医生却对自己这种内外联合治疗的方法深信不疑。结果不到一个月，这位考生癫痫彻底治好，不再发作。这种人见人怕的怪病，就这么轻松地被驯服。可见，药若对症一碗汤，药不对症满船装啊。

66 疑难三叉神经痛方

泰国曼谷政府里一位官员，日理万机，导致一动脑头就痛，严重时像放电一样钻心般痛，甚至刷牙、漱口、吃饭时莫名其妙就发作，痛起来时流眼泪，眼睛也发红。西方医学称为三叉神经痛，中医称为偏头痛、面痛。

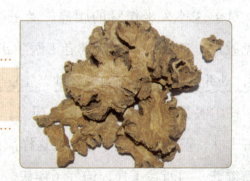

川 芎
chuān xiōng

老王医生看到这位愁眉苦脸的官员，说道："这个病不难治，它看似很凶猛，其实很容易治的。"于是开了川芎30g，绿茶5g煮水，代茶饮。

中国传统医学认为，头痛不离川芎。上行活络，下行血海，旁开郁结，无处不达，无往不利，乃行气活血不二良选。你看它的名字就像河川，苍穹那样开阔，意思是人服用以后心胸豁达，十分放松。川就是河川、四川，芎就是天空、蓝天！

但凡人压力大，到三个地方去一定能解压。第一个就是高山，望

051

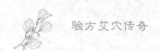

向天空；第二个是河流，天真如水；第三个就是田园风光，寺宇道观，德音雅乐，安神定志。孔夫子登山而小鲁，登泰山而小天下。

老王医生让这位官员多种花解郁，听曲消愁，然后登山望水去徒步放松，每天日行七千步。这种疑难的三叉神经痛就在一个月内被彻底制服。

67 灵验神奇坐痛方

一位银行收银员，常要坐守电脑一整天，他看到座椅就害怕，腰痛得坐立难安。西方医学叫坐骨神经痛，中医叫痹症或腰椎痛。这种病用药时年轻人多选择舒筋活络的药，老年人多用补气养血的药。

对于这种久坐伤肾的腰痛，老王医生用了一个神奇的方子，一剂见效，十剂治愈。这就是老王医生出名的坐痛方：<u>芍药 30g，甘草 10g，威灵仙 10g，杜仲 10g，续断 10g</u>。

在中医界，不少医生都在比药多、量多，可是老王医生常开方不过五七味，药量不过几十克。就这样简而轻的汤方，却如同牵牛鼻子，以简御繁，四两拨千斤，治好了疾病。

不到十天，这位收银员的腰部就不痛了，原来老王医生不但给他这个坐痛方，还教他开四关，点按合谷、太冲这些痛症要穴，使气行血活，经通络畅。平常人拿到坐痛方，有效果，可是没那么神，老王医生使出来就特神。就像赤兔马和青龙偃月刀，在寻常将帅手中很威风，可是却远远发挥不出关云长的威力。

同样的验方、秘方，如果配合上不同的手法，养生、锻炼、点穴位，它的效果是不一样的。就好比一个大白菜，就普通水煮跟厨师用上等佐料、传统秘法炮制、几十年功力火候制作，那种口感是天壤之别。所以中医的神奇不单是方子的灵验，还有方法的辅助。像服用六味地黄丸，你配合八段锦跟不配合，治疗腰痛的效果是天壤之别的。

有一本古医书叫《得配本草》，本草不单需要草木相配，还更需要人、心、法、术、道各样相配，才会造就一例又一例的神奇。所以常人认为老王医生的笔记本就是宝，老王医生却说，笔记本之外难以言说的各种方术、道是更重要的宝。

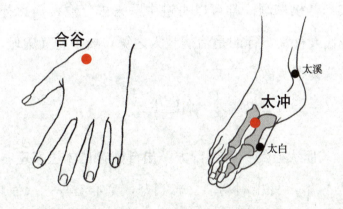

68 消喉汤破散硬结

一咽部长结节的学子，检查是甲状腺肿，经常痰多、咳嗽。本来肿块像弹珠子大小，现在变成鸡蛋黄大小了，不断变大，严重影响生活。老王医生说："这种病，一方面在饮食，那些黏腻痰湿之物要远离，比如煎炸烧烤；第二方面在情志，人一动气就面红脖子粗，长期动气，咽喉充血就会很明显，长久的充血，就会结成包块，局部膨大。"

老王医生有一个方子，叫作消喉汤，喉中有结块，此方能消之。半夏10g，厚朴15g，茯苓15g，生姜10g，苏叶10g，牡蛎15g。这个方子患者连服 15 剂，咽喉结节梗阻之感尽去，硬结如蛋黄大的也软散开来了。

患者家人如逢救星，千恩万谢，还要孩子将来也学医。老王医生说："一个学医的人，要胆大心细，智圆行方。

胆大是面对恶病不会害怕，心细是无数临床记录。即使是微小的收获，都不能够轻易放过。

智圆，不单是方药，一切有益于人类寿康的方法，包括运动、功夫、拉筋、点穴、琴棋书画，都可以引进中医来去疗愈疾病。行方就是行医，医者是代天行义，行的是治病救人之德，要重礼义廉耻，轻名利，这样的医路就会很宽敞。"

后来这位学子居然也成为一名医生。

附："胆大心细，智圆行方"出自陈存仁《医家座右铭》

医乃仁术，良相同功。立志当坚，宅心宜厚。纵有内外妇幼之别，各尽神圣工巧之能。学无常师，择善而事；卷开有益，博览为佳。必读昔贤之书，俾免离经而叛道；参考近人之说，亦使温故而知新。及其成功，尤贵经验；再加修养，方享令名。

临证非难，难于变化；处方应慎，慎则周详。认清寒热阴阳，分辨表里虚实。诊察务求精到，举止切戒轻浮。毋炫己之长，勿攻人之短。心欲细而胆欲大，志欲圆而行欲方，逢危急不可因循，竭智挽回以尽天职；遇贫贱不可傲慢，量力施助以减愁怀。聆病者之呻吟，常如己饥己溺；操大权于掌握，时凛我杀我生。三指回春，十全称上。倘能守此，庶几近焉。

69　轻身汤减肥除痰湿

生活水平好，肥胖的人群日益增多，过度肥胖，中医叫痰湿，会导致少气懒言、神疲乏力、心慌、自汗的症状，这样会影响学习和工作。

一位在校的学生，才读到高三，体重就破两百斤，家里生活条件好，平时又不忌口，胡吃海塞。老王医生认为，经济好不是真的好，能自律、自制才是真的好。每每在古代丰衣足食的时候，人民的病苦就很多。平时收成平平时，大家省吃俭用，反而病痛少，这是孙思邈发现的。所以勤俭持家不光是贫穷年代的宝贵家风，更是富裕年代重要的家风。

老王医生交代他要食饮有节，七分饱，七千步，就是管住嘴，迈开腿。然后开了他的轻身汤：黄芪 30g，荷叶 10g，泽泻 10g，苍术 10g，赤小豆 10g。这汤方补气利水，健脾除湿。既不伤正气，也能去邪气。

结果，不到三个月，小胖子就成功轻身，减掉三十多斤赘肉、水湿，身体轻松，走路轻快，连读书学习也神清气爽。

这是一个减肥轻身汤，效果好。而忽略老王医生医嘱的人，是达不到理想效果的。因为，所有医生的医嘱都是药方取效的前行功夫。就像要煮好饭，前提是要有足够的燃料，然后才能点火。同样，要治好病，要有足够的医嘱，然后才开方。

70　简验便廉的脂肪肝方

脂肪肝也是一种常见的时代病，常见于饮酒、肥胖之人。严重脂肪肝时，人会厌食、恶心呕吐、脸上油光，心烦热，睡不好。常人认为，脂肪肝要治脂肪，老王医生却认为要治肝，肝是生闷气之源，脂肪是

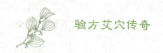
病理产物，替罪羔羊。

这例脂肪肝的商人，他大量的生意都是在酒桌上谈成的，谈成了生意，却喝坏了身体。经典上面讲：得到了天下，却失去了身躯，又有什么好处呢？

老王医生教他平时要多踢腿、拉筋，恢复肝的生机。肝主疏泄，人疏泄筋骨，肝就会舒服，脂肪代谢也会加快。然后就开了一个非常简单的方子：柴胡、白芍、枳实、甘草、荷叶、泽泻、丹参、山楂各10g。

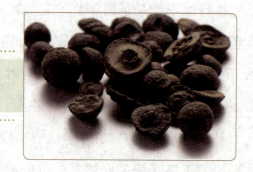

枳 实
zhǐ shí

商人都有点怀疑这个方子，以为药太少，量太轻，可能治不了他这个病症。老王医生说：冰冻三尺非一日之寒，清晨的阳光虽然不猛烈，可是日久也能渐渐将冰霜融化，要有耐心。原来，脂肪肝患者大都没耐心，易急，一急，肝就扭曲，郁闷就加重，结节就变大。

商人终于听了老王医生的话，依法奉行。早上踢腿三百，下午也踢腿三百，加上深蹲、乞丐蹲这些传统道门功法训练，还有七分饱的"战略"。就这样，十年让大医院束手无策的病，在老王医生手中十个月就全好了。

大家都问老王医生原因，老王医生说："他以前吃的药，比我开的药还多、还好、还贵，我开的是普普通通的疏肝理气、活血化瘀、利水消肿的药，即便是刚入门学汤头的在校医学生，也看得出这汤的门路，也开得出这汤的组成。

我觉得，人失败，不是失败在病，而是失败在不自律。人要是不受自律的苦，他就要遭病痛的罪。而医嘱就是教病人自律的，所有的医嘱，无一不是围绕病人的衣食住行展开。能够让病变得越来越容易治的，一定是道门的医嘱。

比如《黄帝内经》讲：'饮食有节，起居有常，不妄作劳。'我让他管住嘴就是饮食有节，常踢腿就是起居有常，少应酬便是不妄作劳。身体上面的病容易治，生活上面的病难医。生活习惯上面的病治好了，身体上的病也就如树倒猢狲散，不难治了。"

老王医生的这番医论，后来传到了医学院以及三甲医院，不光主任医师点头，教授赞许，连院长都频频称扬。作为一位民间郎中，他并没有高高在上的学历，却有着这种深深海底行、洞悉真理的锐利，以及为老百姓解除疾苦的大医精诚。

71　消瘤汤

子宫肌瘤，又称子宫平滑肌瘤，乃中老年妇女常见的良性肿瘤。一位老妇，医院检查有蛋黄大子宫肌瘤，并告知她，如不手术切除，恐恶变增大。

老妇害怕手术，来草木店寻求解决良方。老王医生给她开了消瘤汤，即桂枝、茯苓、桃仁、赤芍、丹皮、三棱、莪术，众药等份打成粉，每次用 5～10g 煮水服，服用时要加一调羹的醋。

吃药三个月再做检查时，肌瘤已消不见底。老王医生讲："瘤生于气，气滞则瘤盛，气行则瘤化。瘤跟肝经关系最密切，生闷气最容易起疙瘩瘤，女子治瘤要以戒闷气为第一。"要知道憔悴皆因心绪乱，从来忧虑最伤身！有纠结的气机，便会有包块瘤子！

72　小红汤治盆腔积液

老王医生每天见的妇科疾患相当多，因此他案桌上常备了《傅青主女科》。座上有书方为贵！

一位女性有盆腔积液，常小腹痛，不可忍。老王医生用小茴香10g，红藤15g，让她煮水内服，叫小红汤。十天为一个疗程，积液不但消掉了，小肚子也不痛了。

妇人的盆腔积液、慢性盆腔炎，大多属于湿热瘀结，红藤能去湿热毒邪，小茴香能散瘀破结，且专入小腹，乃小腹引药，因此这个小红汤是妇科炎症的保护神。

且一味红藤乃肠痈妙药，连肠道痈毒都可去，何况区区小积液！

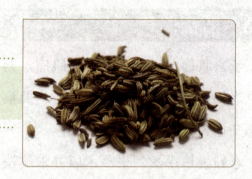

小茴香
xiǎo huí xiāng

73　糖浆方治小儿脾胃虚

经常有小孩子看到食物不想吃，食欲不振，甚至不爱吃饭的现象。孩子又不爱吃药，老王医生就从古医书中找出一个糖浆方，那可是小儿不长个、没胃口、易感冒的良方。

方用党参10g，茯苓10g，神曲10g，山楂10g，陈皮5g，煎水后可以加一些糖，专治小儿脾胃虚、厌食挑食、面色萎黄、肌肉松软。这个健儿糖浆帮助了不少孩子开胃长高，它尝起来又可口，还不苦臭，符合古医法"甘甜益力生肌肉"的道理，是为孩子量身定制的健壮良方。

74　白果莲子羹治遗尿

一位男孩子，八岁了，还常尿床，医学上称为遗尿。老王医生说这是肾气不固，因此记忆力不好，脸色也无华。乃建议孩子服用白果莲子羹，就是食疗方。《万密斋医学全书》讲："若要小儿安，常受三分饥与寒。"

用白果和莲子煮汤，两味药都能健脾补肾，收敛固摄，是最为安全可靠的治遗尿食疗方。吃了有半个月左右，孩子晚上尿床现象就消失了，再教他每天练蹲指桩十分钟，彻底根治，长此以往，馁弱转雄强！

白果
bái guǒ

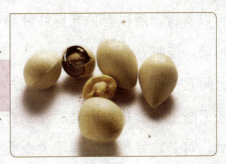

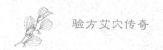
好的食疗方，它能够解决不少疑难杂病。

古贤讲：药补不如食补，食补不如睡补。睡补不如功补，功补不如心补。

75 金豆汤消痈疮

夏天天气热时，不少人身上都长痈。《医宗金鉴》讲，痈疽原是火毒所生。中医之秘在于早下手，先下手，治痈好像救火，小火时易救，大火时难救。俗话说：阳光修屋顶，天晴通沟渠。

近段时间，常有手脚长痈疮、痛得不能工作的患者来诊，老王医生就选择最佳的痈疮食疗方：金银花50g，绿豆100g，生甘草15g，这叫金豆汤，是痈疮的预防治疗方。痈疮，症状轻的少喝点，重的就多喝点。

那些大小痈疮的患者，吃了这个食疗小方子，纷纷都消平了。

76 乳痈消汤

一位妇女产后乳房结块，红肿热痛，西医称为急性乳腺炎，中医称之为乳痈。老王医生考虑到产后孩子哺乳，必须要开安全可靠的汤方，乃选择乳痈消汤，桔梗15g，生甘草10g，陈皮20g。

在药书上记载：陈皮重用可以消乳腺增生，桔梗又可以排脓，生甘草可以解毒，所以但见乳房红肿热痛、口渴、身体发热，这小小的乳痈消汤，连服五天即愈。

世间无神奇之法，只有平常之法，平常至极乃为神奇！

老王医生宝珍草木店里，许多都是平常的方子，并没有特别的神奇之处，可是，每每却能解除大众心头之患，秘诀就是《大医精诚》

上的"皆如至亲之想。"如果像亲人那样对待患者，怎么还会跟患者锱铢必较，把医药当生意呢？所以老王医生治病从不向患者明码标价，秉承古医随喜乐奉的原则！

77　妇人肝生闷气救星

憔悴皆因心绪乱，从来忧虑最伤身。

一位妇人，经历家庭纠纷后，气得胁肋胀满，呼吸不畅，这是肝经堵塞，脉弦硬。老王医生便开出了治疗妇人生气胁胀的特效方，叫作二瓜四逆散，即全瓜蒌30g，丝瓜络15g，柴胡10g，白芍10g，枳壳10g，炙甘草10g。

才吃第一剂，就连连放屁，胁肋胀痛一次即愈。二瓜四逆散真是妇人肝生闷气的救星。丝瓜络通胸胁之经络，全瓜蒌去心胸之痰浊，二瓜合用，专门开胸顺气，通络涤痰。

78　阑尾发炎的良方

老王医生行医多年，慢性疑难病治愈不少。有的时候来的急性恶症，也照样妙手回春。

一位右小腹痛不可忍、不让人靠近的患者，经检查诊断为阑尾炎，急着要开刀，都安排好手术的时间了。他家人曾在宝珍草木店治好了病，相信老王医生，让老王医生出点主意。

老王医生开了鬼针草、败酱草各50g。鬼针草又名盲肠草，专去盲肠毒热；败酱草又名肠痈草，俗言：败酱草，肠痈不可少。这两味

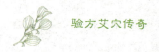

药组合，对于单纯性阑尾发炎几乎可以全部治愈。

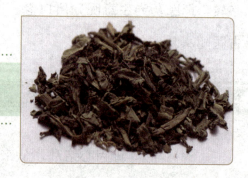

败酱草
bài jiàng cǎo

结果，患者药喝下去就不痛了，排出大量脓毒，再一检查没事了，免除了动手术之苦。

79 木金放松汤止胆结石痛

> 口碑无翅，但会飞；口碑没脚，但会走。

又有一位慢性胆结石的患者，常肝下痛，这次痛得受不了，准备去动手术。家人也听闻老王医生的许多传奇案例，今天特来一试。老王医生开了芍药 50g，甘草 20g，金钱草 30g，木香 10g。

谁知，药一下去，病人好像肝部松绑一样，不紧张了。再服用五剂，患者呼吸顺畅，毫不滞胀。

怎么这几味草药这么神奇？原来芍药甘草又叫"放松汤"，金钱草又叫"打石草"，木香是从头到脚理三焦，理气主帅，几味药配在一起，既能疏肝理气，还能清热除湿，又可缓急止痛。所以从头到脚的炎症、气痛、局部紧张，这个木金放松汤都管用。

老王医生非常喜欢这个方子，不但可以用于胆结石的急性发作，各种局部肌肉紧张、疼痛，烦热，用这个方子都能取得意想不到的效果。

80 将军"大黄"

有一例急性胰腺炎的患者，极其危险，他经常暴饮暴食，这次发病，肚子像刀割那样疼痛，胸腹胀满，恶心呕吐，水都灌不下，严重到危及生命。

所谓救人如救火，家人也只给老王医生一次机会。老王医生这是台上一分钟，台下十年功。他选择了被称为将军的药——大黄。

一味大黄打粉，用开水冲服，或者直接用胃管注射进去，每次5～10g，灌了两次后，患者拉了满床大便，危急的症状缓解了，这就是以泻代清，后期就用《黄帝内经》的"浆粥入胃"法，慢慢就痊愈了。俗话说：一顿吃伤，十顿喝汤。

常人都认为大黄是泻药，避之唯恐不及，而老王医生却非常喜欢大黄，因为这味药能通六腑，去五脏之毒，用之得当，真是便宜药有奇效。

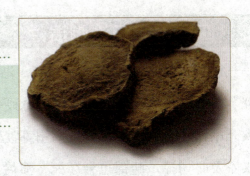

大 黄
dà huáng

81 五味消毒饮救急重症

最近老王医生经常遇到病症危急、治不好立马要动手术切割的患者。比如这例疔疮患者，大脚趾的疮都变成黑色的了，黑气还顺着小腿往膝盖走。

老王医生知道，疔疮走黄，不治必亡。不及时截断，如果疔毒攻心，就没命了。老王医生乃读遍《医宗金鉴》，独喜欢五味消毒饮：金银花15g，野菊花15g，蒲公英20g，紫花地丁15g，紫背天葵10g，水煎服。

吃第一天，患者排出大量尿水，硬邦邦的脚变软；第二天，黑气往下退；五天吃完，黑色的脚转红润，有血色了，疔疮就好了。这种疔疮走黄，稍微延迟就会危及生命，疮毒入心就十分危急。老王医生也是提心吊胆，真是生死就在转手之间。

学医者知道这个道理，读书的时候就会特别认真，就像练武者知道上战场一个不慎就会丢命，那他私下练功夫就会格外用心拼命。

书从疑处翻成悟，文到穷时自有神！

所以在临床上，早见识危急重症，他再来读书会更加谨慎、认真。

82 四妙勇安汤治脚溃烂

一位老人，觉得脚凉麻、疼痛，渐渐末梢没感觉，甚至局部开始坏死、溃烂，医院诊断为闭塞型动脉硬化症。这是由于长期吸烟喝酒，导致末梢循环变差，现在脚趾周围都溃烂、化脓，医院说要把脚切掉，如果不及时切掉，腿部也会坏死、溃烂，危及生命。

久病始知求药误，衰年方悔读书迟。

大家都想到，老王医生的宝珍草木店会不会有奇迹？老王医生看到这种情况，如临大敌，说："古医书《验方新编》有个四妙勇安汤，可以一试。"大家都翘首以待。

处方为：玄参 50g，当归 50g，金银花 60g，生甘草 30g，四味药，很神妙。它对于局部组织坏死发炎有勇于安定的效果，能清热解毒，活血止痛，故称为四妙勇安汤。

病人吃第一剂，感受到脚没那么痛了；吃完五剂，乌黑的皮肤有转红润的迹象；吃完十剂，溃烂处重新收口，能下地走路了。

不单家属认为这是传奇，连准备为患者做手术的医生都对中医学升起崇高的敬意，他不敢相信，就这一袋的草草木木，就把一条腿给救回来了。

83　八珍汤生化气血

某日，曼谷发生了火灾，一男子在救火中双手被烧伤，虽然火毒被降服，但局部的疮面、皮肉老长不好。

他找到老王医生，老王医生想起《难经》讲："损其皮者，饮食不为肌肤。"意思是肌肤长不好，是因为脾胃劳损，气血生化不足。

于是老王医生选择了传统的八珍汤，八味药能生化气血，展肌肤筋骨。方为：党参、白术、茯苓、甘草、当归、川芎、白芍、熟地各 10g 煮水。

男子服用以后，脸色渐转红润，疮面皮肉愈合得更快。真正验证了中医讲的脾主肌肉的说法。

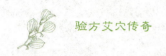

84　当归桂枝汤解救冻伤

曼谷虽然地处热带，冬季依然有人会长冻疮。冻疮跟温度有关，也跟人的气血有关，虚人遇冷就容易被冻伤。

老王医生有一个当归桂枝汤，那可是解救了成百上千例冻疮患者的好方子：桂枝、白芍、生姜、大枣、甘草、当归，各10g。

方子虽然很小，却不能小瞧。

一个冻伤的小孩，面色苍白，手莫名其妙就会抖，这个方子吃了三天就好了，老王医生称之为冻伤神方，方中有桂枝汤补阳气，当归养阴血，治疗冻疮有效率达99%，同时此方于天冷前服用，大有预防冻疮之功！

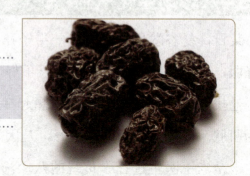

大　枣
dà zǎo

85　落枕一次松解方

落枕，又叫失枕，多发于疲劳、睡卧又当风所致。患者经常头部歪斜、颈部肌肉痉挛、僵硬，在《伤寒论》里叫作"项背强几几"。

一位落枕的部队士兵，前来找老王医生，老王医生将落枕方子教给他，就是桂枝汤加葛根50g。桂枝、白芍、生姜、大枣、甘草各

10g，葛根 50g，居然才吃一剂，颈部僵硬就松解，不用再吃。

后来这个方子还成为军队士兵冒雨淋水、颈部僵硬的保护方。

小贴士

经文延伸：项背强几几是病症名，指颈项、背部牵强不舒，俯仰不能自如。由于病邪在表，津液不达，太阳经脉拘急所致。《伤寒论·辨太阳病脉证并治》："太阳病，项背强几几，反汗出恶风者，桂枝加葛根汤主之。"太阳病有表虚表实之分。发热汗出恶风者，为表虚，表虚者宜解肌；无汗恶风者，为表实，表实者可发汗。选用桂枝加葛根汤、葛根汤等方。

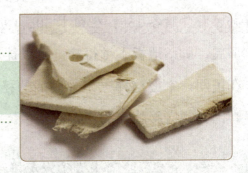

葛　根
gě gēn

86　肩痛灵方

五十岁以上的中老年人，经常会出现肩关节痹痛，严重时抬手都痛。

有位老人，他晾衣服都觉得困难，肩胛部痛得没心情做任何事。老王医生知道这叫五十肩，又叫冰冻肩，就是年老体衰加上风寒湿外袭。治法不难，就用肩痛灵方，专病专药，有好疗效。

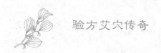

桂枝、白芍、生姜、大枣、甘草、羌活、姜黄、威灵仙、丹参、小伸筋草各10g。

结果一剂药下去肩就松解，吃完十剂药肩部挥洒自如，痛感全无。老人千恩万谢。

87 骨刺立安汤

六十岁以上的老年人常会有各种筋骨疼痛。有位老人，他的脚跟痛得都不敢踩地板了，医院检查说是骨刺，走起路来很别扭，不敢大力往下踩，好像鞋里有沙一样，也不能走远。

老王医生给他开了骨刺立安汤，芍药30g，甘草15g，牛膝、杜仲、骨碎补、补骨脂各15g，生白术30g，煮水服用。吃完第一剂就见效，十剂服完，脚踏地板不觉得痛，可以徒步远行。

在民间，掌握这样一个骨刺痛的秘方，常年家里柴米油盐就有着落了，因为颈肩腰腿痛的病人非常多。

《增广贤文》："求人须求英雄汉，济人须济急时无。"

做雨要做及时雨，做人要做雪中送炭的人。而一个好方子对于痛苦难忍的患者来说，无疑就是渴时一滴如甘露，雪中送炭。

88 带状疱疹克星

所谓病时方知身是苦，健时多为他人忙。

一位青年男子，胸肋部长出一片又一片的水泡，痛得哭天叫地，像触电一样，西医称为带状疱疹，中医又叫蛇窜疮。

老王医生让他直接买中成药龙胆泻肝丸来服用，才服用三天就好了。凡火毒盛的带状疱疹，龙胆泻肝丸就是它的克星。

89　带状疱疹后遗症方

又一例八十岁老人，为胸肋带状疱疹后遗症，折腾得他坐卧不安、吃睡不宁，百药乏效。老王医生笑着说："不是百药乏效，是还没有找到那个特效的药。"

他深入古籍，终于找到了四逆散加瓜蒌红花汤，柴胡、白芍、枳壳、甘草各10g，全瓜蒌60g，红花5g，结果一剂痛减，五剂痛消。

《黄帝内经》曰："知其要者，一言而终，不知其要者，流散无穷。"

老王医生说："带状疱疹初期是火毒，可以用泻下法，后遗症大都是肝郁，血瘀在络，要用通法。"

90　荨麻疹平息汤

又有一位年轻女性，一旦紧张后皮肤就瘙痒，还会出水泡。西医称为荨麻疹，中医称为风团。所谓一松百脉通，一紧百脉痹。

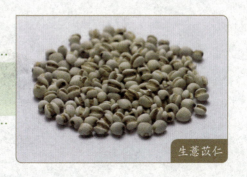

薏苡仁
yì yǐ rén

生薏苡仁

老王医生给出了风团平息汤：防风10g，乌梅8g，薏苡仁30g，

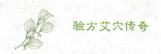

就三味药煮水，代茶饮。吃了药瘙痒感就消失了。前提是要忌嘴，远离各种发物，比如鱼蛋奶。俗言：吃药不忌嘴，忙坏大夫腿。

忌嘴严，好得快。

91 腰酸背痛的泡茶方

劳苦大众时常会腰酸背痛，这类痛症几乎家家户户都有。碰到腰肌劳损，心有余而力不足，就干不了活。一位民工，犯了痛症，前来请老王医生，老王医生说："王道无近功，这种慢症可用泡茶方。"

乃开强肌健力汤：黄芪50g，苍术8g，大枣5枚，三味药煮汤代茶饮。黄芪乃补气圣药，苍术乃健脾圣药，而大枣能和百药，倍力气，长肌肉。三味药一起，能增强全身力气，消除疲劳，是腰肌劳损、肩背劳损者的福音。

结果，只服用半个月，腰酸背痛腿抽筋的症状就好了，老王医生也因此被誉为妙手医生，手到病除。

苍 术
cāng zhú

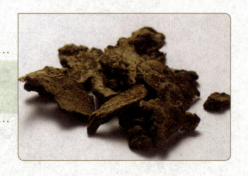

92　消脂汤愈疑难皮炎

一位青年，面上时常出油，皮肤又发红，西医称之为脂溢性皮炎，听它的名字，就是要降脂归肠胃。中医称之为浊阴上泛。

老王医生就开出消脂汤：山楂 50g，荷叶一张，生甘草 50g。

这方子一吃下去，患者明显感到脸上清爽，二便通畅。因为山楂能消肉积，荷叶可以升清降浊。就这样，疑难的脂溢性皮炎，用这三味药便解决了。

> 得其要者，易如拾芥；
>
> 不得要领，难如登天。

这是老王医生洞悉人体升降的道理，这些湿浊应该降到肛肠再排出，而山楂、荷叶、生甘草就能清热除湿、解毒肃降，山楂带酸味，还可以收敛。

许多人认为中医治疗小毛病、慢性病可以，可是你再想想，小毛病你及时治了，还会有大病吗？

> 见一叶零落而知人间凄凉，
>
> 饮半盏河水便知江湖滋味。

那些高级的管理者，不是在公司出现危机时才大展身手，而是有小问题就解决，使公司都不会出现大问题，这样的管理者更让人敬佩。

93 青春期痤疮

青春期,好发痤疮,长于颜面为主,时称青春痘,中医叫暗疮、粉刺,病因无外乎是寒湿热毒。治疗的方法为清淡饮食,增强运动。一位在校读书生,脸上长着一片痤疮,十分烦躁,久治不愈。在古医书上,也将此病称为肺风粉刺,《医宗金鉴》里有枇杷清肺饮,肺气肃降,那皮肤的热毒就会平息。

用人参、枇杷叶、桑白皮各15g,黄连、黄柏、甘草各10g。服用十天以后,那些痤疮像退潮那样一一退下去,一家人都很高兴,孩子也烦躁消除,读书上进。

94 用眼过度的消炎方

天气变化,不少青年人眼睛发炎,甚至化脓、红肿热痛,西方医学称为麦粒肿,中医称之为"偷针眼",大都属于风热毒邪,如果及时治疗,服用三剂药百分百治好。

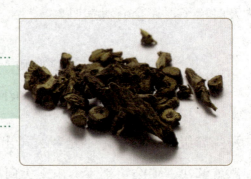

黄芩
huáng qín

有位学子,眼睛刚开始发红、发痒,碰一下就痛,老王医生直接给他两味药,芩薄汤:黄芩5g,薄荷4g。黄芩能清肺热,薄荷能解肌表之热。两味药煎水，吃完第一剂眼睛就不胀痛了，两剂就正常了，第三剂药不用再吃。《黄帝内经》曰："生病起于过用"。

老王医生说这个芩薄汤对过度用眼、手机伤眼、熬夜、酗酒伤眼也有缓解作用。

95　恢复听力的耳痹汤

一位邮局的工作人员，在应酬以后发现一边耳朵听不清，中医叫耳障、耳痹，老王医生建议他用《医林改错》的通气散，可以通耳窍。柴胡、香附各30g，川芎15g煎汤药，趁热喝，能行气活血，通窍开闭。

结果，三剂药吃完，耳朵就恢复了听力。老王医生也称此为耳痹汤。

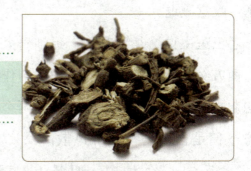

柴　胡
chái hú

96　鼻塞通气基本方

青少年突发鼻炎，表现为鼻塞、鼻不通气，甚至引起头痛。一位学子鼻塞，上课没精神，还头痛，成绩一落千丈。老王医生教他家人用苍耳子散，苍耳子10g，辛夷花15g，白芷20g，薄荷5g，此方可以疏风解热，通窍，是各类鼻塞、鼻不通气者的基本方。才服用七剂，孩子就鼻子通，头不痛，呼吸顺畅，高高兴兴读书去了。

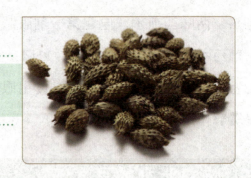

苍耳子
cāng ěr zǐ

97 疑难过敏性鼻炎方

有一个孩子，他一闻到特别的空气，就会连打几十个喷嚏，不能控制，平时体虚，容易感冒。这个病拖了一年多都没治好，现表现为鼻塞，嗅觉减退。

老王医生说这是疑难病，疑难病大多是体虚，因此对风冷特别敏感，西方医学称过敏性鼻炎，中医叫作阳气不足，固表无力。老王医生想起古医家的合方治疑难，连拿两个方子，可以治疑难杂病。这两个方子便是桂枝汤与玉屏风散，桂枝、芍药、生姜、大枣、甘草各10g，黄芪60g，白术30g，防风10g，孩子只吃完五剂药，就感受到鼻子从来没有这么舒服过，也不会整天打喷嚏、流清涕了。

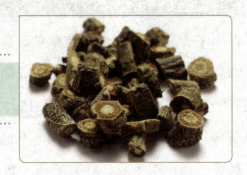

防 风
fáng fēng

在中医看来，过敏性鼻炎，也是正气不足、邪气外侵的体现。《黄帝内经》曰："正气存内，邪不可干！"

98　止孩童生长期鼻血

有许多孩童在生长过程中老出现鼻子出血，中医叫作鼻衄。为了解决父母心中的痛点，老王医生没有少读医书。中医认为肺开窍于鼻，肺气上亢则鼻衄。老王医生找出了单味方黄芩饮，出自《圣济总录》，单用黄芩 30g 煮水，就能清肺热、降肺火，治鼻血。

果然，十愈七八。后来老王医生发现，一味栀子也管用，也是用到 20～30g，可以清三焦之火热，止鼻血之妄行。

99　咽喉发炎的超级秘方

有不少青春期咽喉发炎的孩子。小孩子本身阴液就不多，一吃煎炸烧烤，扁桃体就发炎，咽部充血，疼痛得难以喝水。

老王医生有一个超级秘方，治疗急性咽炎，咽喉肿痛的，叫玄麦甘桔汤：玄参、麦冬、甘草、桔梗各 8g，煮水服用。

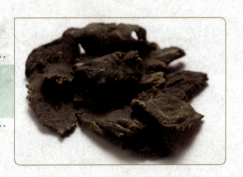

玄参
xuán shēn

一个孩子咽喉肿痛，吞饭难，原因是吃了烧烤以后少喝水。玄麦

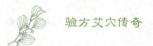

甘桔汤，吃了一剂，咽喉就痛减，三剂就好了。这是一个保咽利肺的方子，里面并没有那些极苦败胃的药，而是选择了滋阴降火的思路。

100 顺气化痰汤

一个妇人经常生气，一有不顺就发牢骚、怨人，长期日久，她觉得声音都讲不出，并且咽喉肿胀，真是四处求医，半年不愈。

老王医生认为，凡妇人情绪波动剧烈，应当先服顺气散再去治病。顺气散就是四逆散，顾名思义，四面八方的逆境、不快就此散开。这种咽喉异物感，吞又吞不下，吐又吐不出，中医称之为梅核气。

老王医生便开出了顺气化痰汤，专治疗无事常生闷气之人：柴胡、白芍、枳实、甘草、半夏、厚朴、茯苓、紫苏、香附、郁金各10g，这个汤方一喝完，她马上觉得气顺愈开，非常舒服，咽喉吞咽不利的现象也消失了。

原来这是疏肝解郁、化痰降气的方子，专治疗气得面红脖子粗引起的各类疾病。

紫苏叶
zǐ sū yè

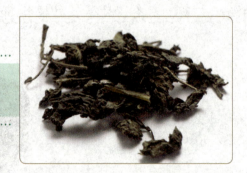

小结

有关老王医生在泰国曼谷行医的故事，暂且讲到这里，每一个中医都有他的风格，能够用这种平和的小方子，医治劳苦大众，并且不求回报，任人奉送，这是一个传统中医的魅力。

在这个快节奏、追名逐利的年代，大家都在考证，求认可，却很少人在讨论行证古中医的仁心仁德。老王医生作为一位再平常不过的传统中医，他从中国到泰国，帮到不少华人和曼谷的异国患者，甚至还有国人找到他，他也毫不吝啬地将笔记本给老乡抄写，因此经验又传回中国五经富来。

我有幸得到了这本小册子，也不过用里面一部分方子，把它写成小医案、小故事，并掺杂一些十分有效的中医临床案例来增加可读性，必使人开卷有益，一看就会，一用就灵。

里面虽然有不少病痛要辨证论治，要加减方药，要四诊合参，要养生练功，但大家也不可以忽视这些单方验方的奇特之处，这也是中医的魅力所在。在民间，时常有家族秘方，经几代人验证，真是一用即效。比如一味土鳖治腰痛，一味大黄治牙肿，一味栀子治脚崴伤，真是单方一味，气煞名医。

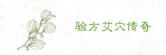

那些久经沙场的名医老将也不敢小瞧民间验方小方，这些方子之所以能够长存于世，在于它能治病救人。

希望我们挖掘出来的这些小验方，能够传播给更多有需要的人。虽然我们所得到的不过就是沙滩上的几粒贝壳，但这中医的吉光片羽，也足以为平常老百姓的健康幸福保驾护航。这是一部不像正规小说的小说，它是由一百个案例组成，点到为止。

大家要学到更精深的中医，有三条路子，一是要深入经典，研究古籍、古方精用；二是要亲自拜师，侍诊、做笔记，临床眼见为实；三是要自己多体悟、多实践，身边一些小问题及时用这些安全有效的小方子，把患者治好以后，就像老王医生这样记录在案。

所谓滴水虽微，渐盈大器。积少就成多，百尺的树木也是种子长成，千里的江头也是源头汇聚，一位大医也是由无数小案例沉淀而成。

这部《验方传奇》，它只是一个开始，希望它能够开启大众学中医、用中医、思考中医的路子。先从安全有效、平和的小方子入手，像王宝珍那样，配合养生、点穴按摩以及运动功法。每一个病转过来就是中医的力量，一次次的成功就会增厚一分分的底气。

谨以此书献给所有要远离疾苦或者努力学习祖国医学的人们，也感谢王宝珍的这部手抄本，虽然还有很多奇效的案例，但是因为药有毒副作用、有偏性、有虎狼的一面，我们就没有写在上面。

希望读者快意阅读之余，也养成像老王医生这样的品德，勿以善小而不为，每一小案例用着得心应手，都以拙笔记录。或许中医的弘扬与发展，更需要重视这支拙笔。如果不是因为拙笔一支，那该有多少精彩的经验、传奇的案例湮没于历史啊！

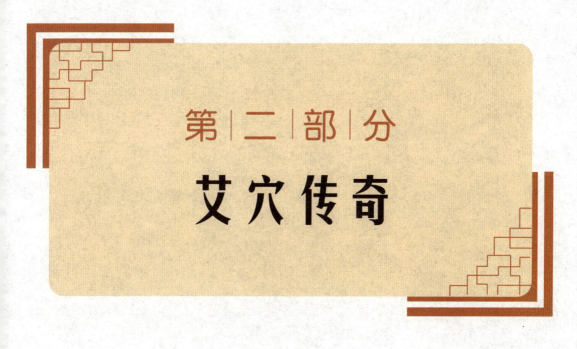

第二部分

艾穴传奇

1 下乡

王喜乐——一个传统中医，喜爱艾灸，在中医学院进修了中医艾灸学，在众人都不看好艾灸时，他却对小小的艾灸一往情深。家有陈年艾，郎中不用来！一个又一个的案例让王喜乐对传统中国艾灸疗法坚信不疑！在大医院，艾灸并没有得到重用。众人都以为艾灸疗法乃辅助疗法，当不得主力军。同事好友多劝他识时务，拿起针刀，赚钱快些。主任也对他说，如果他能真正用艾灸写一个神话，就开一个艾灸科室给他！

王喜乐一直都坚持认为传统艾灸可以打开一片天地，在中国自古都是一针二灸三用药，为什么到了这一代人就不行了呢？他想实现自己的梦想，大胆向医院请了三年的假，回到远离大城市的省边国角，所谓穷乡僻壤——四书乡。这里缺医少药，或许可以成为简验便廉中医的生根发芽之地！

君不见，旷野沃土，常生大树王！

2 入寺

雨花老寺是一所千年古刹，至今留有匾额"雨花诸天"，大意是，有正法宣扬之处，诸天赞赏！寺庙破旧不堪，还有一个中风偏瘫的住持，叫作无相。王喜乐经朋友介绍来雨花寺小住一段时间，无相禅师拄着拐杖，颤颤巍巍，对这位年轻人的到来好像习以为常。寺中每天只有几个香客，除此之外十分冷清。王喜乐来到雨花寺后不为这里的冷清苦恼，反而想起"结庐在人境，而无车马喧"的名句！

三餐素食，知足常乐，身心清净，放松自在！

佛家讲见面是缘。当听知无相禅师为多年麻痹所苦，好心的王喜乐到镇上买了同仁堂的"散寒活络丸"，教老住持用小米粥送服。想不到几天过去，老住持手脚就不麻了！走路也利索多了！真是用药对证，如打蛋见黄。这下可把老住持乐得笑开花，并且积极为王喜乐介绍各位身体病苦的施主。佛门以为，八福田中，看病福田第一！王喜乐想不到自己想来庙宇散心，无意间结了一个又一个的缘。庙壁书王阳明联句："但做得成皆事业，到推不去即因缘。"

3 治泄

山下有一位老婆婆，得了慢性腹泻，久治不效。所谓无事不登三宝殿，老婆婆来雨花寺求佛拜菩萨好几个月，腹泻也未痊愈。无相老主持让王喜乐出点主意。王喜乐拿起随身带的艾条帮这位老阿婆艾灸了肚脐下关元穴，这个穴位能"关住"元气。

就这一招再简单不过的中医保健艾灸法，困扰了老婆婆好久的腹泻彻底痊愈，拉到脱肛的现象消失了。口碑无翅，但会飞；口碑没脚，但会走。老婆婆疑难杂病痊愈的消息，如同惊雷般响亮，震动十里八乡！

真是有意栽花花不开，无心插柳柳成荫。

有心在大医院推广艾灸，人以为小技，不足以重视。不料在山间小镇，却一用见效，一战成名！

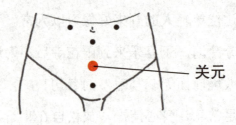

关元

4　治失眠

世间的事情都遵循"物以稀为贵"的道理。在沙漠里，水贵过油，甚至金子。看到王喜乐时常消沉不振的样子，老住持似乎洞悉真相，安慰道："点塔七层，不如暗处一灯。"

王喜乐说："敢问住持何意？"老住持坦言说道："一个人在大城市、大医院上班，就算有能力，不过是锦上添花。如果他能到乡镇服务贫苦群众，雪中送炭，乃为稀有难得！锦上添花千千万，雪中送炭何曾见？"听完这段禅语道论，王喜乐似乎若有所悟，想起《大医精诚》，顿时释然！

刚好一名施主备了大量的米面油、鲜果来雨花寺，一方面谢恩，另一方面谢医德。原来施主乃超市老板娘，数月为失眠所困，躺在床上就清醒，醒来就发困，颠倒阴阳，神疲乏力。她连求神拜佛都想到了，吃了十几个医生的药都没吃好。那天王喜乐借花献佛，将古书中的"艾灸大敦治失眠"告诉她（倪师讲的三毛穴，入睡沉）。

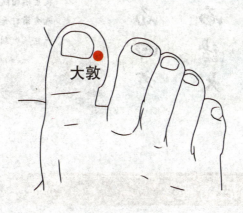

所谓贫无达士将金赠，病有高人说药方。大敦穴是肝经井穴，在大

脚趾处，井主心下满，能下气除烦解闷。超市老板娘如同水中握到稻草绳，天天睡前艾灸，一觉睡到天亮。这次医好她的睡眠障碍，乐得笑脸如花。她发愿要月月供养三袋大米、三桶油、三箱水果给雨花寺。想不到土喜乐无意间的出手，斩获了一例又一例的精彩案例回馈！

他笑着自言自语，走运走运，人走动了，运气便来了！人挪活啊！这回对下乡，非但没有遭贬之意，反而有鱼入大江的自在与逍遥！

> 真是学到中医艾灸法，到处有人求治！
> 随时行坐随时用，到处人间到处求。

想起小时候学的《读书论》，不禁感慨快慰！

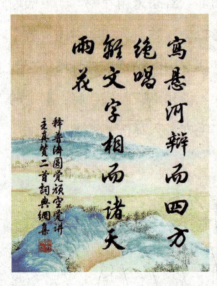
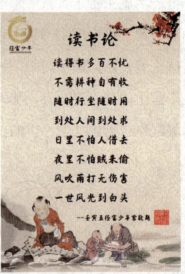

5 慢性创伤后遗症

雨花寺原本偏僻，山间小庙，少有人知道。听说这里有个从城里来的医生，能治疑难杂病，一下子就传开了。

山不在高，有仙则灵！

有个货车司机车祸后留下后遗症，腰背隐痛，时常睡到半夜痛醒，像这种慢性创伤后遗症，现代西方医学常常没有很好的方法，而传统中医却有补气活血、温阳通脉的汤药与外灸。

医者父母心，为了将这个顽疾克除，让货车司机可以重回工作，能养家糊口，王喜乐拿出了压箱底的宝贝，骨伤科医院特效药酒方，即桃红四物汤加三七、血竭泡酒，外擦伤痛处，再用艾条熏烤，一天两小时。半个月下来，腰背痛消除，晚上再也不会痛醒了。货车司机开心之下，做了一面锦旗——"妙手回春"，送给雨花寺王喜乐医生。

锦旗是医者的荣耀，也是患者对医生的高度赞扬与信任。王喜乐一下子觉得被重视了。在偏僻的乡里，村民们对医生的崇敬远远比一般大城市要高。王喜乐心中想：我是不是与这个书香小镇有缘呢？

小贴士

桃红四物汤，出自元·《医垒元戎》。

【组成】 白芍、川当归、熟地黄、川芎、桃仁各三钱（各 9g)，
红花二钱 (6g)。

【功效】 活血化瘀，调经止痛。

【主治】 血虚兼血瘀证，症见妇女经期超前，血多有块，色紫
稠黏，腹痛，舌淡紫，苔白，脉沉迟或弦细涩。

【方歌】 桃红四物寓归芎，瘀家经少此方通。
桃红活血地芍补，祛瘀生新效力雄。

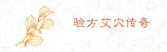

6 晨跑

一日之计在于晨！

王喜乐有个习惯，起床后早早就晨跑下山，山风清凉，让人神清气爽，鸟语花香，更加让人陶醉。难怪古代文人喜欢归田园，美丽的小山村不正是一幅让人羡慕的养生图吗？没有在大城市拥挤压迫、吵闹过的人，很难体会到乡村宁静安详的珍贵。

不一会儿，王喜乐就跑到了菜市场，他刚要买菜，想不到担菜的老阿婆欢容喜笑，一定要将一篮子菜硬塞给王喜乐，且不收分文。王喜乐说："无功不受禄啊，我怎能白要老阿婆你的菜呢？"老阿婆说："医生，您真是贵人多忘事，上次我到雨花寺求菩萨，求到了你这个药王菩萨，我经常头昏、气喘、手麻，你给我一张食疗方子，我吃了半个多月，现在头也不昏，气也不喘，手也不麻了。你真是活神仙啊！我给神仙送菜，给贵人送心意，觉得光荣！"

周围的菜农听了，纷纷对这个其貌不扬的年轻人刮目相看，都以为这个名医是城市下乡来调研的。哪个菜农身体没个这痛那痛的，纷纷都向王喜乐请脉求方，究竟是什么方子让卖菜的老阿婆病去身轻的呢？老阿婆拿出方子，她小心翼翼收藏的灵丹妙药方，原来是黄芪 30g，枸杞子 15g，红枣 10g，山姜 5 片，煮小米粥。

这是最平常不过的补气养阴食疗小方，在中医处方学里面，一抓一大把，平常得再平常不过了。老人是慢性疲劳，年老体衰，气血两虚，稍微补一下气血，气通血活，病痛消除。真气乃是续命芝，精乃延年药啊！黄芪益气，枸杞子补精，姜枣助脾土，可生万物！

7　治结石

王喜乐来到雨花寺小住一个月，因为中医药结了不少缘。现在的雨花寺一下子热闹起来，每天都有十余人慕名而来，而且不少人求治的是本地难治的疑难杂症。有个急性尿道结石的患者，痛得死去活来，周围人见他翻来覆去的样子都被吓坏了。

在中医艾灸学上有这样一个说法：急性结石痛，翻来覆去，一灸搞定。这个理论王喜乐早已经熟读，一直没有机会使用，因为在大医院根本轮不到艾灸打头阵，第一时间都是打止痛针，或者选择碎石处理，使得传统的中医妙法被晾在一边，无人问津。王喜乐拿起大艾条，亲自为结石患者灸腰背八髎穴，这些穴位可以使腰背命门火力充足，百脉通融，通身松软，半根艾条都没灸完，患者若无其事，像正常人一样，前后完全判若天壤。观者多啧啧称奇，一条艾条难道就能顶得上止痛针吗？

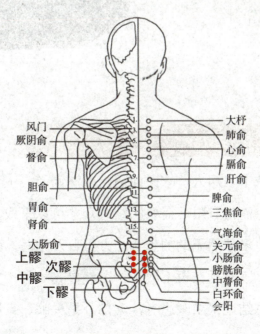

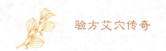

　　王喜乐又交代他去路旁拔些车前草，来煮水吃，利尿通淋，去结石。这对急性炎症、结石，效果非常好。连吃三日，结石排出一身轻。患者采办了大量礼物上山来拜谢，王喜乐从未感受到如此被人尊重，反而道谢病人。病人愣住了，说："我的病被你医好，为何你反要敬我？"

　　王喜乐说："不是你的急性结石痛，我都不知道艾灸效果这么好。《黄帝内经》讲：'通则不痛，气血遇温则通，受寒则凝。'恰恰是你给了我这个实践的机会。"

　　旁边的无相老住持乐哈哈地笑着说："雨花寺重光了。苦痛的苍生感谢先生妙手回春，慈悲的先生感谢苦痛患者提供机会。人若相互感谢赞叹，佛门兴，医门兴，何法门不兴呢？"

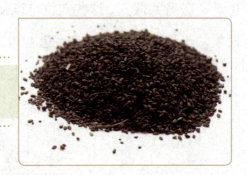

车前子
chē qián zǐ

8　夜尿"三板斧"

　　一天要面对数十名病人，求医问药，求法问道，王喜乐觉得双拳难敌四手，光杆司令能力有限，需要团结大众才可以干成人生事业。自己需要将本领传给更多茫然无助的患者，方可普及中医，弘扬传统国术。

　　一阵新雨后，王喜乐在树下散步，突然灵光一闪，人无三板斧，如何开辟天地？他总结近来求医患者，大部分是失眠、夜尿多，并且是慢性疾病，脾肾两虚。在中医学院时，艾灸泰斗曾经开过讲座，提到这样的"三板斧"，专医老人夜尿，力无虚发，百试百效，口碑极佳。这种灸法就是用特制的艾盒，艾火要小，取《黄帝内经》讲的"少火生气"（火力慢为补，快为泄），专灸三个穴位，即关元、气海与肾俞，这招下去，堪称治夜尿必杀之技，如果能够坚持灸，身体会越来越好。

于是王喜乐便贴出宣传通知，写了一张中医普及艾灸海报，学习张仲景，坐堂义诊。每逢初一十五，在雨花寺免费传授艾灸法，专门对治慢性虚劳、夜尿频多等疑难杂症。结果第一期就来了近百人，王喜乐买的几箱艾条全部用尽，几乎所有学习实践艾灸的香客、施主们都反馈效果好，夜尿减少了。

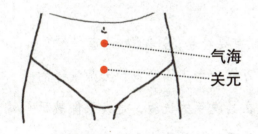

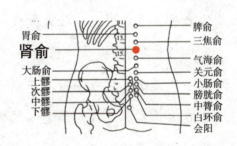

甚至有一例晚上夜尿十余次的老妇人，一方面用夜尿"三板斧"，灸关元、气海、肾俞，另一方面服食了王喜乐开的夜尿三药：黄芪30g，金樱子 20g，覆盆子 10g。结果数年来的疑难疾病半个月全部治愈，老妇人见人就说，无论在溪边洗衣服还是市场买东西，都充当口碑，现身说法："雨花寺有神医，医好了我的夜尿顽疾。"水能载舟，百姓要托起一个中医，千容万易！

这时，慕名而来雨花寺求医问药的人剧增三倍，就连无相住持都拿出为数不多的香油钱，支持王喜乐去采购更多的艾条。王喜乐不敢接受，说："这是佛菩萨添灯加油的钱啊。"无相哈哈笑说："活菩萨在普度众生，添灯加油是庄严佛堂，买艾条施医赠药何尝不是在普度众生、庄严佛堂呢？你这叫无畏布施，得健康长寿啊！"

得到老住持的肯定，王喜乐感动不已，他在思考，在庙宇里用普通艾条治愈这么多疑难杂病，究竟是佛菩萨加持，还是艾条的神奇，或者是村民的淳朴与善意呢？想来想去，他打开《法华经》，看到这样一句经文："以一灯点亮诸灯，终至万灯齐明。"或许是无私的付出与善意薪火点亮了大众心中的明灯。

小贴士

《素问·阴阳应象大论》："壮火之气衰，少火之气壮。壮火食气，气食少火。壮火散气，少火生气。"

《法华经》是大乘佛教的一部重要经卷，全名《妙法莲华经》，有多个译本，现今修持者多以七万八千余字鸠摩罗什大师翻译的经卷为正本。此经是释迦牟尼佛在其晚年的说教，是大乘佛教早期的一部经典，与《楞严经》《华严经》并称为大乘佛教"经中之王"，明示不分高低贵贱人人皆能成佛。

"以一灯传诸灯，终至万灯皆明"解译：以一火而燃千火之明，以一灯而传千灯之义。此句之意是说星星之火可以燎原。将对佛法的彻悟比作"一灯"，一灯彻悟便会以燎原之势星火传播，最终人人得悟佛法，都将登上佛国净土，达成普度众生的夙愿。金庸小说中"一灯大师"法号的由来便出自此句。

9　药艾并用

王喜乐不但是一个用心的年轻中医，他更加懂得用笔去记录实践一个又一个案例。

有一例口腔溃疡患者，无论吃多少泻火药都没有医好，王喜乐摸他的手脚是冷的，问他是不是大便不成形，这位患者震惊地说："你怎么知道呢？我大便不成形好几个月了。"王喜乐说："是你手脚的温度告诉我的。"此为上热下寒，于是教他口服黄连上清丸，清上热，加上艾灸足三里、关元、气海，温下寒，上下同治，寒热并调。只用了三天，口腔溃疡就消退了，便溏的现象也消失了。

所谓"书到用时方恨少，事非经过不知难"。经过这个成功的案例，王喜乐自言自语道："幸好幸好，如果不是在上大学期间有剪报的习惯，此次就不会知道这种药艾并用，上下寒热同调的方法。看来《医家座右铭》讲的：'必读昔贤之书，参考近人之说'，真是学医者绕不过的宝贵经验，每一条活经验在临床上都会救好许多人。"

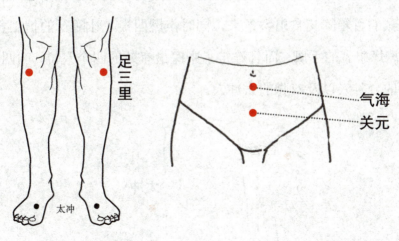

足三里

太冲

气海
关元

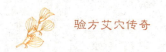

10 道家秘传开四关

雨花寺迎来了一辆宝马车,车上一个老人居然要用担架抬进寺庙来,原来是中风后双腿瘫痪,行动不了。像这类瘫痪病,不知经历过多少医生之手,最后才找上民间医生的门来。

建筑老板带着他的瘫痪父亲来到雨花寺,第一时间就是献上万元的香油钱供佛供僧,以示虔诚,也希望佛菩萨显灵。无相老住持也希望王喜乐能够将这例偏瘫顽疾医转头,这样的大功德主,对寺庙的贡献是很大的。

王喜乐拿出了湖北蕲州的艾条,这是全中国最好的艾条,最道地的艾条。李时珍这位大药王编写《本草纲目》时,考察过天下艾条,发现蕲州之艾通透之力最强。传说在老泥墙这边熏,可以透过那边去,它可以穿筋透骨,追风祛湿,行气活血。建筑老板的父亲去过名气最大的医院,打过最昂贵的针,动过最贵的手术,却始终生如僵尸,不能自理。

王喜乐想到,古人讲,艾治百病。七年之顽疾可求三年之陈艾,他便将收藏的百箱陈艾拿出数条来,同时点燃四根,让随行的护工各执一艾条,熏烤患者的手脚,而且选定了中医最有效的四个穴位,叫四关穴,即双手的合谷穴以及双脚的太冲穴。

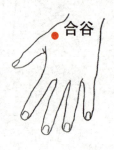
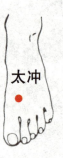

中医称这种疗法为道家秘传开四关。这是古往今来历代医家总结最有效果的四个穴位，此四穴一开，百脉气血如长江黄河，奔涌而来。开四关能对治一切车祸中风、行动不利、老年痴呆、顽固风湿、手脚痹痛等顽疾恶病。所谓四关者，四季平安之关要也。人四关灵活，步行便有力，后劲无穷；人四关堵塞，便精神不振，烦躁失眠，坐立不安，神疲乏力。

不一会儿，庙宇浓烟四起，十余人都凝神静气。突然，偏瘫的老人手与脚都不由自主地动了几下，众人神色大喜，自从偏瘫以来，未曾见过老人自己动过手脚，为何才灸了一个多小时，就立即通了呢？这种康复的效果有点惊人。众人信心大增，老住持也面上有光。

然后吩咐护工们按照此法给老人每天熏灸两小时，然后王喜乐又开出偏瘫康复名方，王清任《医林改错》的补阳还五汤：黄芪（生），四两（120g），当归尾二钱（6g），赤芍一钱半（5g），地龙一钱（3g），川芎一钱（3g），红花一钱（3g），桃仁一钱（3g）。水煎服。补气、活血、通络。

【歌诀】补阳还五赤芍芎，四两黄芪为主药。归尾通经佐地龙，血中瘀滞用桃红。

这个汤方是救瘫治癫名方，数百年来建功立德无穷。

后来不到一个月，老人能自己拄着拐杖行走，这件事情还被刊登在当地报纸上，这是建筑商饮水思源、知恩报恩的体现。他说：谁医好了我的老父亲，我就要将这真相公布天下，让他扬名立万。

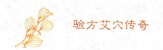

"小小的蕲州艾条，让偏瘫的老人恢复正常，人间有爱，中医有光。"看到这样的报刊标题，王喜乐有喜有忧。喜的是自己治好了患者，可以扬眉吐气，忧的是面对十倍百倍的患者前来，自己压力山大。但即使每天忙得像陀螺一般，他都觉得十分充实。

> **小贴士**
>
> 七年之病，求三年之艾。七年之病指大病、难治之病；病久了才去寻找能治这种病的干艾叶。三年之艾指三年以上的陈艾。比喻凡事要平时准备，事到临头再想办法就来不及了。

11　治阳虚便秘

> 《千金方》人命至重，有贵千金，一方济之，德逾于此！

古代的名医郎中把行医当作行善积德，一般治病救人不定价。一是因为生命是无价的，二是因为让贫穷的人都能看得起病！王喜乐在雨花寺行医用艾过程中体会最深的是，医患关系有鱼水情深之感，他在大医院体会不到这种感觉。在城市里，医生医好病理所当然，而在四书乡不一样。

书店老板的小孩长期便秘，王喜乐见孩子脸白，乃阳气不足，不是常规吃润肠药可通的。于是交代书店老板用艾条灸照海穴，在中医艾灸学上，认为灸照海治便秘，效果无可比拟，结果举手之劳治好书店老板孩子的便秘。

书店老板自发送了纸笔、处方单、墨水等三年都用不完的文具前来答谢。像这些感恩重德行为在王喜乐之前的行医生涯中是很少见的。王喜乐也有点怀疑是不是外来的和尚会念经，这时无相师父道破说："真行善之人无求与物，叫无相布施。无相布施福无比。所以在古代名医多为无私先生。先医好病，再随喜乐捐。有钱人给个金蛋，穷人给个鸡蛋，也一样开心欢喜。学医者要志于道，将病医好，不志于谷，不为眼前物质衣食忧！"

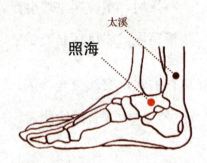

太溪

照海

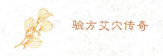

12　解口臭

骄阳似火，王喜乐下山采购艾条和中药，谁知刚到半山，突然乌云盖天，倾盆大雨。他见到半山有座亭和几间茅屋，乃快步进亭避雨。只见有亭联书：

> 一路坎坷，攘往熙来难驻足；
>
> 数椽茅屋，栉风沐雨莫惊心。

王喜乐仔细品味这首古联，突然灵光一闪，恍然大悟。医者不正如同这几间茅屋，这个凉亭，风雨寒暑能给患者一片荫，免除雨湿，遮风避雨！

正好凉亭里有一位老爷子，他将一把伞送给王喜乐，说："先生，伞给你，你先办要紧事。"王喜乐说："只听过年轻人为老人让伞，哪有老人让伞给年轻人？"

老爷子笑着说："你不是年轻人，你是大医生。我们乡镇敬重医生和老师。我小孙子口臭，听你的话，戒除零食，再买复方鸡内金片，加上艾灸足三里，现在嘴不臭、胃口也开了，我们感谢你。"

艾灸足三里，可加强胃肠蠕动消化火力！

王喜乐感觉到这种真情实意，比年终拿了双倍奖金还快乐。《大医精诚》讲道，行医者"誓愿普救含灵之苦"，切不能"恃己所长，专心经略财物"。此人医道日进，口碑如潮。今天亲身经历《大医精诚》讲的，句句属实！

行善如春园之草，不见其长，日有所增。

行恶如磨刀之石，不见其消，日有所损。

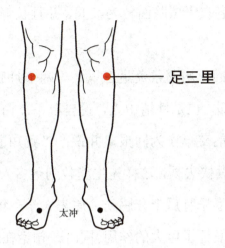

小贴士

1. 攘往熙来：典故出自西汉·司马迁《史记·货殖列传》："天下熙熙，皆为利来；天下攘攘，皆为利往。"

2. 栉风沐雨：是指风梳发，雨洗头，形容人经常在外面不避风雨地辛苦奔波。出处：战国庄子《庄子·天下》："沐甚雨，栉疾风。"

13 一点胃痛止

雨花寺现在天天都有人来艾灸，十分热闹。一次采办的数箱艾条，常常不到一周就用完了。古话讲，小小艾条载大大的医道。史上没有一个名医不关心民生疾苦的。

这天一位老农用三轮车带了一车新鲜艾叶来到雨花寺答谢医生，原来前几天王喜乐路过山田，看到双脚放在水里的老农急性胃痉挛，痛得冷汗直流，迅速帮老农点按足三里穴位。

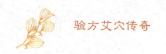

中医歌诀曰："肚腹三里留。"真是立竿见影！才点按三分钟，急性胃痉挛就放松了。老农青黑脸面转为红润，并且长舒一口气，笑着说："真舒服。"

王喜乐说："你回家用艾条灸足三里，一两个月后，你的胃痉挛会断根。"老农千恩万谢，也是性情中人，说自己不能白受医生指迷之恩，乃采集山里粗生野长的艾草作为回报，并说："我知道先生要用艾，我们乡下特别多。手脚勤快去采，这样先生能救到更多人。先生如果需要，我常采来庙宇。"王喜乐听后十分感动，原来大学一年级学习的中医粗浅理论知识在乡间却发挥了巨大的作用。同时一句话在王喜乐心中升起"山间无杂草，识者都是宝。"

四书乡以前为贫困山区，人民的月收入难以过千，不少家庭要靠大城市打工寄钱回来养家，乡镇贫穷由来已久。如今一镇一业，一乡一品，一人一技，乃新农村大势，一个艾条能带动一个产业，能否让百家千户脱贫致富呢？

传统中医中的艾能否成为一个神话，一个中医全心全意要帮患者医好病，一个大医更希望苍生俱保暖，希望能为人民治穷治贫，致富奔小康。上医医国，中医医人。老农的这车艾草点燃了王喜乐以中医扶贫助农的一个计划，他在等待一阵东风，一个契机，一个外缘！

14　百会治疝

昔日雨花寺门前冷落，今日的雨花寺门庭若市。十里八乡都听闻这里有个医生，专善用艾条祛除疑难疾病，经常有虔诚的求医者慕名前来。

一个加工厂的老板，他的小孙子一岁，常哭闹，医院诊断为小孩疝气。一旦哭闹，疝就鼓出来，用了疝气带都没用。医生说要准备手术了，加工厂老板抱着试一试的态度来求医问药，王喜乐早在《中国中医药》报上看过艾灸百会治疝气的报道。百会穴在头顶，艾灸能升阳提气，阳主固密，可以使身体坚强，脑袋灵光。结果从每天灸十分钟到半小时，上下午各灸一次。

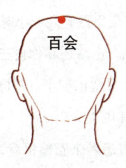

百会

半个月后，不但疝气不发作了，孩子晚上睡眠也好转了，并且胃口大开，发育良好，从此小孙子身体变得强壮，再也不用手术。中医大量神奇的案例，不过是好经验好方法的重复而已！艾灸百会，可以升阳固脱！

> 世上无神奇之法，
> 只有平常之法，
> 平常之极乃为神奇！

15　（艾）爱灸的回馈

> 暮鼓晨钟，惊醒世间名利客。
> 经声佛号，唤回苦海迷梦人。

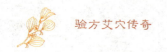

雨花寺有大雄宝殿，有大山门，虽然古旧，那些对联却格外耐人寻味。现在是一个快生活的时代，急功近利让人身心透支。在这清静的乡村小庙中，一切显得特别安详、宁静。

《清静经》曰："人能常清静，天地悉皆归。"

有个子宫脱垂的妇女，她欢容喜笑来雨花寺，说："一个月前，听了王喜乐医生的建议，天天艾灸百会穴一小时，现在子宫完全不脱垂了。"王喜乐说："我只是指条路，走路还靠你自己。艾灸好像读书练功一样，每天有火候，久而久之，效果就出现了。坚持艾灸的人，不单面色红润、人有精神，病痛也少，吃睡更香。"

这段时间几乎天天都有患者来回馈报喜，感恩。王喜乐怎么也想不到，在大医院自己默默无闻，为何到小山沟却迅速名闻一方呢？医术、绝技很重要，医德、人品更重要。

艾灸的神奇力量，一方面在于它的升阳；另一方面，在于使用它的人阳光积极、有大爱、与人无争、与世无求，大家都支持你、向往你，效果便特别不一样。道高龙虎伏，德重鬼神钦。因此，在民间坚持义诊，也是疗效神奇的重要原因。

> 三千年读史，不外乎功名利禄；
>
> 八万里河山，终归于诗酒田园。

16　大椎御病术

在雨花寺的后山有祖师塔，有首塔联写道："矢志争光日月，发心承著乾坤。"慕贤当慕其心，王喜乐觉得，若是行医人以祖师爷之心为心，为日月争光，为往圣继绝学，天下应该多许多名医。

一个鼻流清水的小孩子，老打喷嚏，怕冷、浑身没劲，看到饭菜都吃不下，王喜乐教他的家长用艾条灸孩子的大椎穴，才灸了三天，鼻子不流清水了，也不打喷嚏了，胃口很快就开了。这种神奇的疗法，一下子传遍大街小巷，小儿感冒流鼻涕不用愁，一条艾条就能将病邪赶走。

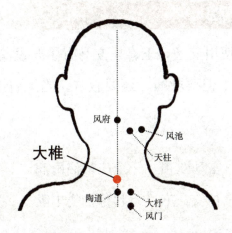

王喜乐说："灸大椎穴是治一切寒证的秘密武器，如果一时没艾条，可以用吹风机吹大椎穴或热敷大椎穴或用风湿膏贴，效果都非常好。甚至直接用风油精搓大椎穴，搓到发红、发热，能够医治精神不振、胃口不开、气血不发。"原来就有这样一种绝妙手法，专搓大椎穴，缓解病痛。

睫毛在眼看不见，至道在身莫外求！

凡穴位能称为大，都是效果极佳。人身体的大椎穴是最重要的，这个穴位的作用远远超过一般文字描述。

取定穴位时正坐低头，该穴位于人体的颈部下端，第七颈椎棘突下凹陷处。若突起骨不太明显，让患者活动颈部，不动的骨节为第一胸椎，约与肩平齐。

大椎穴主治：发热恶寒、头项强痛、肩背痛、风疹、咳嗽喘急、小

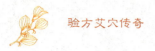

儿惊风。

（1）神志病证：癫狂痫，脏躁，小儿惊风，失眠。

（2）皮肤病：荨麻疹，痤疮，风疹。

（3）颈项部疚病：落枕，颈椎病，肩背痛。

17 慢性病王牌

由于需要大量使用艾条，王喜乐立马有了开设艾条加工厂的想法，他要下一盘大棋，不但要救病，还要救贫。当地有个庙叫雷神庙，庙联曰：

> 雷动欢声，千里庄田沾雨润，
>
> 神安众庶，万邦稼穑物丰隆。

雷神之所以能够受人崇拜，因为他惊醒了万物，带来了雨水，滋润了大地，生长了庄稼，拉开了春天的序幕。一个心怀苍生的人应该像雷神那样，醒物润田，不求回报。愿做甘露滋大地，敢为春雷醒群迷。

加工厂的侯老板患慢性前列腺炎，肾囊肿。王喜乐教他艾灸八髎。八髎穴，专治里寒证，在后腰处，与大椎穴不同。大椎穴医表面寒气，八髎穴医里寒。古称八髎穴为鬼门关、寒凉关，此处阴气十足，人衰老主要是八髎穴阳气不足，中老年人前列腺炎、囊肿的共同原因都是阳不能气化。扶阳要先扶八髎之阳！

灸了不到一个月，侯老板夜尿没了，医院检查囊肿也消失了，这次他用汽车拉了一车大米和油来寺庙感谢，并且说："王医生，你是王神仙了。困扰我十年的病痛，你用一个月帮我医好了。你有什么愿望，我来帮忙尽点绵薄之力。"一个真正的贵人，他不会轻易接受他人的恩惠，一旦接受了，他都会涌泉相报。

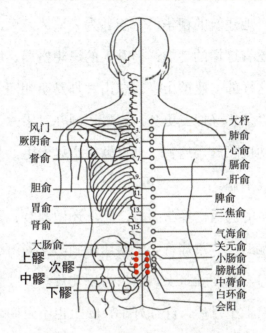

风门
厥阴俞
督俞
胆俞
胃俞
肾俞
大肠俞
上髎　次髎
中髎　下髎

大杼
肺俞
心俞
膈俞
肝俞
脾俞
三焦俞
气海俞
关元俞
小肠俞
膀胱俞
中膂俞
白环俞
会阳

王喜乐说："这都是小事一桩。灸八髎穴能治各类妇科湿证，男性前列腺肥大或囊肿，还有手脚冰凉、年老体弱、动作不利、中风偏瘫还有虚劳，这是中医治慢性病的一张王牌。我有一个小愿望，我们来办个艾条加工厂，让本地农民、剩余劳动力变为优秀生产力，有活干，有钱拿。既种植艾草，也生产艾条，还普及艾灸，然后办艾灸培训机构，用知识来改变乡村面貌！这样，集生产、销售、教学、著作、科研一体，为小镇的发展尽一点力。"侯老板拍拍胸脯说："这件事情交给我，我去政府申请补贴。发展新农村就需要像你这样有大爱、有本领的大学生！"

所谓第一功德在育人，百年赤诚系家乡！

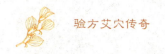

18 艾草兴农

亭台楼阁是一地建筑的精华，它能够为人遮风避雨，也可以观赏，赏心悦目，同时还有这样的功能：提升人的思想格局、境界。

雨花寺就有这样的一座憨山亭，憨山大师乃明朝四大高僧之一，亭子有一副对联："荣华好似三更梦，富贵还同九月霜。"亭匾上书写的是憨山大师的《劝世歌》，这首《劝世歌》道尽人生，劝人看破放下，不要做名利的提线木偶。

一个上市公司的老板，经常手抖，晚上还做噩梦、冒冷汗，早上醒来后，衣服都是湿的，非常痛苦。王喜乐想到药艾同治法，教他用五倍子打粉，和醋拌匀，抹在肚脐上，然后再用艾灸盒灸肚脐神阙穴，每天一两个小时，结果半个月后，汗症好了，晚上也不发噩梦了，手也不抖了。这种神奇的功效，让这位上市公司老板惊讶不已，说："王医生，你有什么项目要投资吗？你的医术、医德这么好，又帮我医好了病，我想拿一笔钱出来，投资你的正能量事业。"

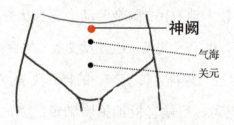

王喜乐笑着说："谢谢关照。我正在研究一个艾盒，又名艾灸器，名字叫'喜乐艾灸'，意思是人灸后阳气足，笑脸就出来了，病就少了，就像向阳的花木果子特别饱满、甘甜一样。我这个艾灸器有三大特色：第一，它节能环保。别人烧三根艾条，我只烧一根就够，因为我的艾灸器的热力能循环利用。第二，少火生气。一般阴虚火旺的人不能轻易艾灸，但我的艾灸器控制在小火状态，微温，即便阴虚火旺，灸穴位后，都能阴阳平衡。第三，我的艾灸器可以自我随手操作，身体任何穴位都能轻松灸到。"

这位上市公司老总听后，眼睛一亮，说："节能高效、烟少环保，简验方便，这些特色都注定了这款产品要一鸣惊人。好的产品从不缺乏投资，我决定为你的设计尽点薄力，希望你能同意。"

王喜乐没想到，在乡村做事，这么左右逢源、得心应手。很快，艾条加工厂、艾盒制作公司就相继成立，成为小镇扶贫致富的重要龙头产业。民众不用到外面打工，在家乡就能出力赚钱，并且工资翻倍。

这时的王喜乐不但是四书乡健康保护神，还是乡民心中的财神。真是人有善愿，天必佑之！

一片叶子有了善意，可以带旺一地！

19　老年慢性尿道炎

四书乡一个老妇人，经常小便时疼痛，医院诊断为慢性尿道炎，十分顽固。常言道：中医是慢郎中。好像在讽刺中医，王喜乐转念一想，慢郎中就是能治慢性病的郎中。我们要为中医正名，换一个更新的内核。

所谓一招鲜，吃遍天。王喜乐只教老阿婆一招：用艾盒直接艾灸中极穴，这个穴位离膀胱最近，是膀胱经的募穴，专治各种尿道炎、尿频、尿急、尿不尽、尿痛，包括夜尿，或者是老想小便、膀胱存不住尿。在中医艾灸学中讲：热胀冷缩，年老者气阳不足就像热气球萎缩，存不住尿，一旦艾灸，膀胱舒展，装尿水就足。

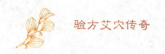

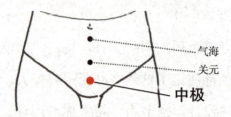

> 正气足，百病除；
>
> 正气虚，万邪欺！

——气海
——关元

中极

老阿婆灸了半个月后，再也没有尿痛的苦恼了。她满脸笑容，甚至还带来过世父母的遗像，说："我知道王医生是读书人，你能否帮我题像联，让我的子孙代代都记住？"王喜乐分别写了两首。

第一首为：

> 再承笑色来生事，欲睹容颜想象中。

第二首为：

> 依然含笑堂前日，犹是承欢膝下时。

看到这样的对联，老妇人再次感激不尽，连连说："才子，才子！"一首好的灵象联，给人深深的想象与怀念。

20 胃病要安心

四邻乡亲知道王医生是个文人，会写对联，就常有人来求联，王喜乐也乐在其中。

有位耕田老汉十分勤俭节约，时常去田里干活，煮一顿吃两餐，渴了就喝生水，结果常拉肚子，数月不愈，面黄肌瘦。王喜乐说："省吃俭用是美德，但不能苦了自己的身子啊！"老汉说："不这样的话，以后哪能盖高楼给子孙呢？"

王喜乐笑笑，先教他艾灸天枢穴，此穴专医一切肠胃慢性病，所谓枢者，枢纽也；天者，阳气也。能够升阳除湿、得天机的一个穴位，三天就治愈了数月的拉肚子。

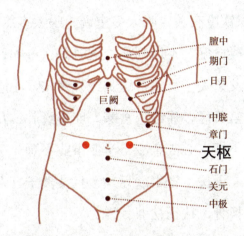

随后王喜乐到老汉的农家，见到瓦屋破旧，乃为老汉书两副联，外联为：

不必大厦高楼方称杰构，

即此福门仁里便是安居。

老汉看了开口笑，那种为子孙做牛马的心态消了。然后到了家里的内堂，看见老汉的孙子在认真读书，随手在内堂题了一首对联："地瘦栽松柏，家贫子读书。"一时间将老汉认真耕种、孩子用心读书的场景写了出来。果然，老汉的孙子后来考上了名牌大学，家中顺利脱贫致富。

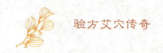

21　艾火暖阳

养心莫若寡欲，至乐无如读书。

一位四书乡小学的教师，时常痛经，常向学校请假，多年来都治不好，听说雨花寺有名医，妙手回春、医德高尚，便前来求教。王喜乐说："这是寒证，和形寒饮冷有关。吹太多空调、喝太多冷饮、吃太多鲜果，寒气积在体内，寒凝血瘀，不通则痛。这时怎么办呢？艾灸专医寒。于是告诉小学老师用艾条灸子宫穴，这是经外奇穴，小腹左右各一个。艾灸子宫穴专能医子宫肌瘤、痛经、宫寒、卵巢囊肿、月经不调，一切冷宫之患。甚至心情不好、心灰意冷、学业事业不顺、家庭压抑，那种被打入冷宫之感，孤立无援，轻生欲死，一旦艾灸子宫穴，就会有暖流走遍全身，令人脱胎换骨，扶正祛邪。"

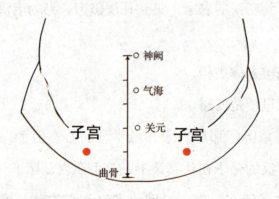

小学老师依照此法艾灸半个月，严重的痛经竟然不再出现。这次她来雨花寺，笑着说："医生，我不是来求医了，我是来求教。"王喜乐说："你是老师，我有什么能教你的呢？"小学老师说："现在新农村建设，政府和学校都号召要亲自然、亲乡土、亲父母，你能否为我们谱一首三亲之歌谣？"王喜乐说："只要你不见笑。"于是将多年背汤头歌诀押韵的功夫拿出来，写下《三亲之歌》：

> 人之初，本善良。亲父母，恋故乡。
>
> 更喜青山与绿水，众生同分享。
>
> 地球村，沐阳光，世界共一堂。
>
> 家乡鸟语又花香，人间即天堂！

小学老师看完后拍掌称妙，将这首歌谣带到学校唱出来了。

22 青灯古卷

在寺院里，晚上安静的时候王喜乐最喜欢读书。在藏经阁有不少习道经典，王喜乐对佛门经典有好感，他认为佛家是慈悲济世、讲究智慧，所有佛道都劝人善良，教人积德。

在案台上有这样的一首联："银灯驰俊彦，玉砚透书香。"

虽然每天都有临床上让人开心快乐的案例，也有艾灸工厂传来产品市场大卖的好消息，经济腾飞，不断有钱财入账，连雨花寺的亭台楼阁都因为王喜乐的到来重新修葺了一番。艾条不单治了病，治了当地的贫，还治了寺庙的旧。

相比于一个个精彩的案例，王喜乐更喜欢的还是读书，钻研古籍。明月同行如异客，好书难得比高官。像《石室秘录》《千金要方》《脾胃论》《肘后方》等这些好书，它们的稀有难得程度比高官名贵有过之而无不及。

读书行医可以救死扶伤，积功累德，还可以建立人生尊严与人生自信。就拿这个水肿的病人来讲，效果出奇的好。这个病人肚腹肿大如西瓜，在古医典《穴道》提到，"水道一穴专医胸腹水气，艾灸最佳。"秘诀在于火力要大，如能加姜泥灸，效果更佳。这段数十字的描述居然将水肿垂死的病人从死神手中拉回来，真是不可思议。

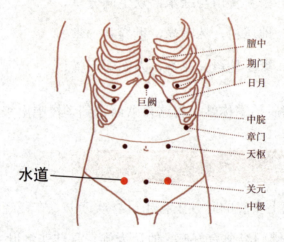

以前王喜乐读到书中的经验，手抄心记还不够深刻，这次亲眼见到水肿病人艾灸后小便量大、身轻如燕，如退潮般好转，他真正深刻地理解了。真是绝知此事要躬行啊！王喜乐又收到这样一幅锦旗"杏林春暖，救死扶伤"。

文章草草皆千古，仕宦匆匆几十年。王喜乐将此案记下！

23 艾灸保障康养文旅

四书乡崇山峻岭，有不少茶农，被市里评为茶叶生产基地。周末闲时，四书乡的李茶农开心开车来要带王喜乐去游茶山。原来李茶农常年熬夜做茶，翻山越岭、刮风下雨都要采茶不止，他发觉在年过半百后，身体衰退快，不单胃溃疡、胃痛，连上楼梯脚都没气力。

王喜乐说："这叫老寒腿，是年轻拼搏奋斗过度，身体为寒气所侵，常年冒雨淋水，伤寒所致。"于是教他喝姜枣茶，平时艾灸足三里。

民间老法讲："艾灸足三里，胜吃老母鸡。"更有俗话说：不灸足三里不为旅人。也就是说，艾灸了足三里后，腿脚会灵便，能大步走、迈开腿，就像车辆打足气、点好油、火力大，一口气走三里没问题。凡膝盖骨冷、痛，都可以通过艾灸这个穴位，使腿走路轻松，后劲无穷。

这位李茶农自从用了这个小招法后，一扫精神疲惫、双脚无力，现在龙精虎猛、登山如履平地。据说当时能壮游天下的李时珍、徐霞客，他们每到一处都先灸足三里，行遍天下无碍。那些参访四方、舟车劳顿依然精神奕奕、气血饱满的云游生、行者，大多精通足三里的点按艾灸。

这次李茶农不单请王喜乐去游茶山、进餐，还要请王喜乐喝茶，并且将大包小包的特产、名茶送给王喜乐，以表感恩，还借此向王喜乐请对联及诗句。

王喜乐展纸研墨，即兴赋诗一首：

> 好茶四书乡，甘香喉底藏。
> 三杯不过瘾，提壶煮大江。

原来，四书乡的大洋茶，长在海拔八百米高的山地上，这里云雾缭绕，采的茶香气逼人，饮完后终日口舌生津，甘甜非凡。然后题联：

> 为爱清茶频入座，知闻香味即停车。

这首联作为茶店的门面联，然后再题一首内堂联：

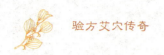

> 茶香溅齿忘荣辱，甘味入禅看浮沉。

王喜乐为茶山题联写诗的消息一下子传开了，好茶因为有了好诗句，更多人闻名而来，而且还来雨花寺求茶联。

> 天上众星皆拱北，世间无水不朝东。

乡村就是一个这么奇妙的地方，如果你的行为真能帮到大家，大家都拱你如北极星。就像典籍上讲的："为政以德，譬如北辰，居其所而众星共之。"

24 "海"字穴位的无穷力

> 窗对青山门对柳，胸藏远志壁藏书。

雨花寺逐渐热闹起来，加入医方堂的施主、香客越来越多，其中一个梁施主，她闭经半年，浑身烦热，前来求医。王喜乐读到古典"血海治闭经，无论寒热虚实皆有效"。只用刮痧板将血海穴刮通，再配上艾灸，不到一周，闭经治愈。梁施主浑身轻松，借此机缘要在雨花寺申请做义工以报恩。那些在庙宇里发心做义工的人们大都有一段传奇的故事，而医方堂通过施医舍药也吸引来了不少鼎力相助的义工。

王喜乐始终坚信的做人原则，有一条：

> 待人以礼，世界必还我以礼；
> 待人以怨，世界必还我以怨。

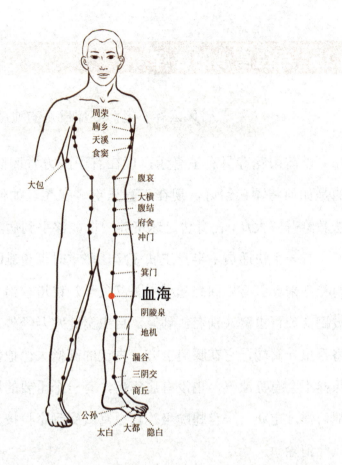

周荣
胸乡
天溪
食窦

大包

腹哀
大横
腹结
府舍
冲门

箕门

血海

阴陵泉

地机

漏谷
三阴交
商丘

公孙
太白 大都 隐白

　　王喜乐跟梁女士讲："以后你就专刮血海，艾灸血海，这一招绝活能够治疗跟血液有关的各类病痛。"血虚、血寒、血瘀、血痹，周身血气温暖流通，百病难起，凡穴位带海都有无穷无尽的力量与珍宝，如血海、气海、髓海。

　　后来梁女士得到这一句心传，靠着刮痧板、艾药盒，居然成为雨花寺医方堂的得力干将，真如客家话讲：

> 为人百艺可随身，只要一艺真精深。
>
> 若是一艺不精深，浅尝辄止误此生。

25 百虫窝消除瘙痒

笔带风云春不老，心怀日月韵独奇。

以前雨花寺只有王喜乐，现在有了医方堂团队；以前王喜乐思考的是如何将顽疾治好，现在王喜乐更多在想，如何将简验便廉的小招法教给普罗大众，在身边迅速培养一批能够手到病除的铁杆中医干将。

有一个快递员下半身皮肤瘙痒，严重时彻夜难眠，心神不宁，找到雨花寺来。王喜乐回想起《中医艾灸学》讲道，治一切皮肤瘙痒，刺血拔罐艾灸百虫窝（别名血郄）。百虫窝此穴乃经外奇穴，顾名思义，能将百虫一窝端，它在膝盖上方。古代的高僧大德他们多日不洗澡，身上照样不会有臭浊气，也没有瘙痒疾，有一个重要的原因，他们有坐禅盘腿习惯，定课，一盘腿跪坐，百虫窝就受到牵拉按摩，周身血脉通畅，风痒消除。

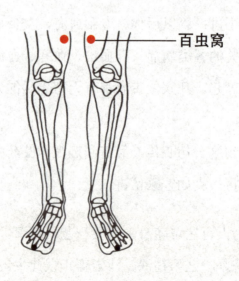

百虫窝

灸了不到三天，快递小哥的瘙痒症就解除了。从此，王喜乐不用再下到镇上拿快递，快递小哥只要看到雨花寺的快递，便会主动送到庙宇来。真是人心换人心，八两换半斤！更让人觉得神奇的是，快递小哥在自己公司里头，如法炮制，用一个百虫窝帮公司其他瘙痒患者解除苦恼，口碑极好，频频向雨花寺飞来捷报，而且寄来感谢信与红包！

应有这样的认知，二十一世纪要大幅度提高人类寿康标准，就必须从中国中医经络穴道中汲取养生保健的智慧。而王喜乐深感欣慰，因为他每一次出手都有根有据，并且每次做的案例都有录有记。

原来中医不单是一个医生在作战，还可以将患者变为医生的助手，团结身边一切可团结的力量，去攻克疾病，让各种小招法在千家万户中生根发芽。

> 人逢喜事精神爽，事遇同德能力雄。
> 慈心映天一轮满，甘露被宇万家辉。

26　攻克糖尿病的钥匙

雨花寺的名气将百里外的人也吸引来了，尤其是一些屡治不效的疑难杂症。一位慕名而来的酒店老板患糖尿病多年，血糖 10mmol/L 以上，每天还脓痰密布，多年糖尿病的折磨，让他的眼睛都开始花了。这次他抱着一线希望来到庙里，王喜乐从古典中找到一把攻克糖尿病的钥匙，他早已经思考过，要治疗这个时代的疾病不能光凭医方医术。

他总结有以下五条：

1. 早睡早起保肾气。

2. 三餐定时，七分饱，保脾胃。

3. 日行七千步活气血。

4. 推拿点按艾灸阴陵泉，此穴位专治痰湿血黏稠，水液不气化，可以从内踝间一直推到阴陵泉，叫推黄金线，光学会这一招便能轻松降低血糖。

5. 少动情绪，动情绪即木克土，胃发堵。饮食不化变毒物，再好营养也胀肚受苦。

这位酒店老板一直习惯暴饮暴食，昼夜颠倒，听王喜乐这样讲，他咬牙要改，不到三个月，没有吃药，血糖降到正常，昏花的眼睛也复明了。

这可不得了，仅通过养生与穴位点按艾灸，便将顽固的糖尿病制服了，一下子雨花寺热闹非凡，连镇上宣传文化站及市里的报社都前来采访、记录、报道。

王喜乐的名声很快就传到他医院主任那里，主任打来电话，高兴地说："喜乐，快点回来，医院有更多重任交给你。"王喜乐回答说："主任，这里山偏地僻，民众缺医少药，很多老百姓还看不起病，很适合普及艾灸外治法等简验便廉的民间传统中医，等我带出一批接班人再回医院去，将这次乡村行向领导们汇报。"主任高兴地说："那好吧，我们科室也知道你这些正能量的事情，特别采购一批医疗用具送到乡下

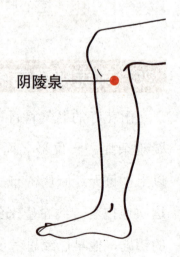

阴陵泉

去，希望能帮到更多老百姓。"

27　灸解喑哑中风

天下起了小雨，空气格外清新。上雨花寺的山路虽然泥泞，仍然阻挡不了患者的求医求法热情。

有个汽车厂的刘总几个月前中风手抖，话都讲不出来。一辆吉普车将他送到雨花寺，随行的人员先到大雄宝殿礼拜，并且对老住持无相禅师说："希望能在庙宇供僧一年，广种福田。"然后老住持带领拄着拐杖的王总来到医方堂，王喜乐察色按脉，心中便有了把握。

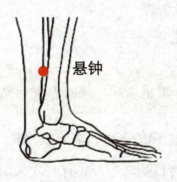

悬钟

刘总饮食营养充足，只是需要艾灸阳火冲开经络。古籍《穴道》上记载，悬钟穴又名绝骨，此穴通骨髓，又称髓会绝骨，它是骨髓集会的地方。骨髓充足则力量大，钟声悠扬，如同古寺敲钟者，心平气和，力雄声远。于是现场便用麦粒灸的方法，为刘总艾灸悬钟穴，灸完再拍打，所谓钟非叩不鸣，这一举动惊呆了周围，刘总突然讲出话来，带着沙哑的声音说："谢谢你，谢谢你！"对于几个月都没听到刘总讲话的护理人员，险些惊掉了下巴，这就是艾灸的神奇。

随后经过一个月的调理，刘总彻底丢下拐杖，顺畅讲话。他很高兴，

承诺要为雨花寺做点事情。想起那天上山颠簸泥泞的样子，刘总捐出
30 万，为雨花寺修了一条水泥路，名为报恩路，使往来香客畅通无阻。
王喜乐写下赞路联："昔日涉行苦，今朝来往舒。"每一个布施祈福背
后都有一段故事，而这条雨花寺大道的修复便是刘总身体成功修复的缘
促成的。

王喜乐高兴地念道："丹桂无根书里种，黄金有种俭中生！"如
若不是古人记载悬钟可治喑哑中风，今人如何能用出这种神效，也不
会受到如此的仰慕。每一次义诊不求回报之中，王喜乐感受到，患者
的回报更大。

128 手足伤冷痹症

须知叶落根未死，待看春来芽又生。

正逢春耕，山里多忙碌的人群，老农双脚长时间泡在水里，导致骨
节僵硬，活动不利。他终日长吁短叹，有一次来雨花寺，将这苦恼诉说，
王喜乐便摸他的脚，按到复溜穴时痛得嗷嗷叫，复溜不是肾经募穴，募
穴受寒，腰脚不利。于是送老农一个艾盒加一袋艾条，也没有求回报。

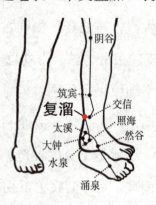

古代的张仲景是医圣，官至长沙太守，心系苍生，想给大家解除疾苦，却场所有限，于是选择初一十五两天在公堂上给大家看病。此举轰动一时，以后每到这两个日子，十里八乡病患皆来公堂就诊，开启了坐堂医的说法。后世佛家每个庙宇里都设有解除疾苦之处的医方堂，也是学习医圣张仲景的精神。

著书不向时流说，得句难为俗者知。

仲景医圣留下两个神话，一是公堂义诊，不求回报；二是书室著论，德化千秋。后世学习张仲景的《伤寒论》和医术，也不能忘记他义诊的精神。一时劝人以口，百世劝人以书。

老农用艾盒灸复溜穴，当天就感觉到有气感，脚能微动，连续半个月下来，行走顺畅，反应灵活。他提着一篮鸡蛋前来感谢，而王喜乐也在自己笔记本上面记到：艾灸复溜治手足伤冷痹症。

这种及时的记录习惯让王喜乐后来医术大成！

29　高血压

雨花寺的后山有块巨石，石上刻四个大字，"为善最乐"。哪些行为是为善，下面有十行小字，分别写道，为善有十：

一、孝顺父母。二、修桥铺路。三、分粥赈济。四、凿井饮水。五、点灯施茶。六、救人危难。七、不称己美。八、不扬己过。九、珍惜物命。十、日行一善。

正巧这时一位批发商提着货物来雨花寺答谢，他多年高血压，老是头晕，听王喜乐医生建议，用吴茱萸打粉加醋，敷在涌泉穴，然后拿艾

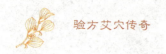

盒去灸，引火下行。结果一个月下来，头也不晕了，血压也稳定了。

这次前来感谢，并请问要注意些什么。王喜乐指着寺庙后山的石刻醒世诗句：

> 任君盖下千间室，一生难卧两张床。
>
> 铁打犁头年年换，未见田中换烂泥。

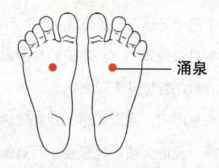

涌泉

人醉心于名利导致的病，只要看破放下执着，身体就会轻松。这种思想，在医圣张仲景《伤寒论序》中讲到，学医圣《伤寒论》的汤方条文，也要去领悟医圣点睛之笔——《伤寒论》的序言。

30 至阴穴转胎位不正

百年奇特几张纸，千古英雄一窖尘。

历史上非常多让人感动的瞬间，许多都是逆境的重生。

文王在牢狱里演《易经》，孔夫子周游列国受挫，作《春秋》，讲《论语》。李白醉酒江湖，名篇俱出；杜甫壮游天下，见民生疾苦，以诗成圣，如《茅屋为秋风所破歌》《石壕吏》；苏东坡被贬岭南，最精彩的诗篇《赤壁赋》《定风波》《临江仙》《寒食帖》皆在此完成；徐霞客放弃科举，壮游天下，探险奥秘，成为旅圣。

李时珍没有走父亲期望的高官厚禄之路，却行走天下编《本草纲目》，成为医药世界闪亮的名著。蒲松龄多年科举难遂其志，选择隐遁江湖著《聊斋》，世称写鬼写妖，高人一等，刺贪刺虐，入木三分。

这些名贤圣人、历史巨擘，好像上天特别爱跟他们开玩笑一样，给他们巨大的打击，最后就是为了让他们留下几首诗、几句话、几篇文章、几本书。我们后世称之为历史人物，永远活在人们的记忆里。

无相老住持说："千年的庙宇常见，百年的企业难闻。这是一个社会现象，因为庙宇它的思想精神、培养的人物方向就是历史性的，千秋流芳、传灯万世的。企业如果没有向庙宇学习，是很难行远耐久的。"

听完这番话，王喜乐一下子洞明不少，自己从繁华的都市下到这偏僻农村来，是不是上天也给自己一个安排，在巨大的下跌逆境中，然后写下一个能流芳百世的神话。

今天又有患者前来报喜，说："孩子顺产了。"原来，孕妇怀孕期间，医院诊断为胎位不正，王喜乐教她用艾条去灸脚上的小踇指头上那个叫至阴穴的穴位，医籍记载灸此穴可以转胎位，归偏复正。就这么简验的方法，在中国历史上帮助了多少人啊！王喜乐亲自实践了这一方法，对艾灸转胎位的经验就更深刻、更有信心了。

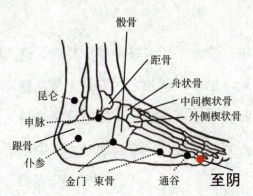

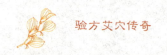

31 艾灸解救轻生之人

有一例股市失意、倾家荡产的中年男子，他跟家人告别，准备一死了之，巨大的债务压得他喘不过气来。他来到山上找悬崖，正巧遇到王喜乐在登山眺望。王喜乐见中年男子面色铁青、眉头紧皱、印堂发黑，乃自告奋勇拿出艾盒递给他，说："你可以灸灸关元、气海，人元气足，脸色红润，自信昂扬。"

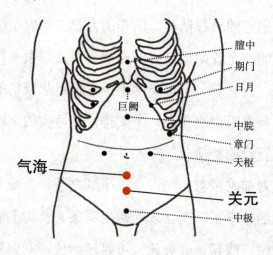

中年男子不好拒绝，拿艾盒一绑到身上，感受到暖洋洋，心中如阴霾覆盖突然遇到烈阳逐照，不愉快的念头逐渐消散。那种轻生就死之感迅速消到九霄云外。

《省心录》上讲："士君子，贫不能济物者，遇人痴迷处，出一言提醒之；遇人急难处，出一言解救之，亦是无量功德。"

中年男子唉声叹气，王喜乐见状，知道这是逆境之人，乃用王维的诗句安慰他说："行到水穷处，坐看云起时。"中年男子听后说："谢谢医生。"

想不到这样一个小小举动，竟让中年男子重回商场，忍苦耐劳，勇敢复出，东山再起，又创造出一番更大的事业。所谓东山再起不忘逆境恩人，中年男子携千金来雨花寺回报，并且发心要修一条后山路，让困逆的人登上山，心胸乐。

王喜乐也想不到，艾灸关元、气海，可以让人死地而后生。

32 富贵包

万卷古今消永日，一窗昏晓送流年。

雨花寺的藏经阁，不独是佛门经典，也有唐诗宋词，历史名著。一天，王喜乐在窗台上读一首唐诗，是张文姬写的《沙上鹭》：

沙头一水禽，鼓翼扬清音。

只待高风便，非无云汉心。

这是一首妻子鼓励丈夫的诗，以白鹭为题。丈夫有些消极，妻子说："人生像鸥鸟在沙中，只要风起云涌，展翅高飞，它就扶摇直上了。"

因此平时在乡野，即使无所作为，照样要读书为善，发出清丽的声音，把翅膀鼓动有力，锻炼出雄强的身躯。到时只需要一个机缘，一阵风来，就鹏程万里，蟾宫折桂，金榜题名。陋室坐消无事福，闲居补读未观书。因此不要浅视自己隐居乡野的境缘，或许暂时的蛰伏修养，便会迎来长久的高飞。伏久者，必高飞！

一个如此深明大义的妻子，写下这种传唱千古的绝句，王喜乐看着这首诗，不断咀嚼抄写，他觉得这跟自己境缘多么相像。自己想要弘扬发展中医，体现中医人应有的志气与铁骨，想在大城市一遂志愿，想不到却来到小乡野，他不应该瞧不起小乡野，在小沙滩边蓄力，保持云汉

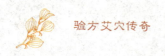

之心，才是最高明的。

因此，每一例乡民的苦楚他都放在心里，就如这位富贵包的患者，颈部有拳头大的包，王喜乐叫义工团的人用刮痧板刮大椎穴到肩井穴，不断地涂些风油精，能祛风除湿，刮完后再用艾灸去灸。如此每日一小时，半个多月后，富贵包没了。患者高兴地到山下做了两幅锦旗，一幅送给王喜乐"妙手回春，大医精诚"，一幅送给雨花寺"大慈大悲，救苦救难"。

王喜乐征得患者同意，把这全程都记录拍摄，利用微信传到医院微信群里，使同事对中医的疗法更加自信。王喜乐跟其他医者不一样，他学习张仲景，学他的心坚持义诊，学他的学习态度，勤求古训、博采众方，学他的临床，察色按脉，四诊合参，学他的记录精神，有案必记，有记必有亮点。即使是一个富贵包的患者，从头到尾痊愈也值得记录。勿以善小而不为。

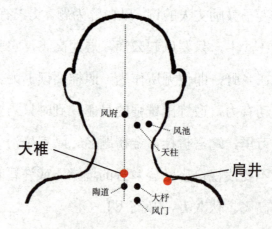

开卷神交天下士，著书学立一家言。

许多医者治了一辈子病，临证数万，治愈有千百，最后却没有一本著作留下，也没有一个记录来还原，难道要以忙于临床、没时间记录为理由吗？中医的传承，医灯的续焰，怎么能少得了记录呢？

文章千古事，人生一瞬间。不记录，无千古。

33　遗尿口服液

王喜乐既喜欢临床，也喜欢到藏经阁读书。传统的中医学习时间是分三部分，一部分临床，一部分读书，一部分采药习劳。这种安排才能让中医有活力，有强大的生命力。离开了读书，你将没有灵感，没有源头活水，离开了临床，必将是纸上谈兵，没有生命力；离开了习劳、上山采药，你将身体虚弱，不够顽强。

而雨花寺不单单是风水宝地，更是满山草药。古话讲，山头无闲草，识得都是宝，不识便是草。

譬如有一例小儿夜尿遗尿的患者，十岁了还常尿床，家人苦不堪言。王喜乐带他上山去挖牛大力、金樱子，以及五指毛桃，各 20g 三样药一起煮水，加一把红枣，口感好，再配合艾条灸关元、命门，就用这样简单、不怎么花钱的方式，晚上就不尿床了。

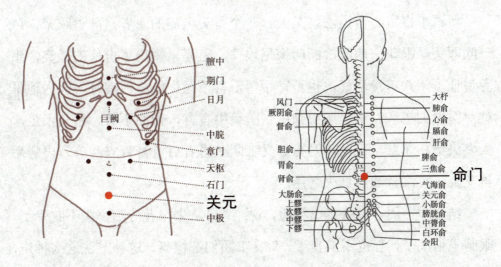

孩子的家长感叹说："我们跑遍了大城市，千里以外的医院都去看，

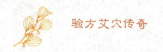

不知道家乡就有药能治好。"《蝶恋花》曰："天涯何处无芳草。"佛门讲："大道不离方寸。"我们周围就有妙法、良药，你要虚心去求。在《圣经》上有这样的说法，眼高于顶的人，是看不见脚下的包的。

王喜乐突然产生一个念头，如果利用雨花寺生产的道地药材，建立一个药厂，提炼出遗尿口服液，不知道要帮到多少愁苦人家。在苏轼《定风波》中写道："同行皆狼狈，余独不觉。"王喜乐心中欢喜，嘴角往上一翘，想到：我的同行都认为我下到乡村来吃苦受累，替我惋惜，其实我反而不觉得，认为这是一种脱胎换骨，大有苏东坡"竹杖草鞋轻似弓""一蓑烟雨任平生""也无风雨也无晴"之感。

34 为生命添灯油

一日，王喜乐在藏经阁看书，点起古灯盏，发现窗户外风大，一下将火吹灭，王喜乐就将火调大一点，再往灯盏里多加些灯油，窗外风就吹不灭了。再将灯罩一加，乃不畏强风。他突然若有所悟。

所谓事事留心皆道法。某天，一个得头风痛的患者，严重眩晕，风一吹即头晕眼花，西医诊断叫梅尼埃病。王喜乐露出了自信的微笑，患者说他十年八年没治好，也不寄希望于喜乐医生能将他治好，因为他早就对医生失望了。王喜乐想到：古医籍中有言，膏油不够、精气不足，人多失望、懈怠、无助，乃指导义工团在患者后背膏肓穴刮痧，出痧后再艾灸，有添膏油点灯火之感。

结果才一周，患者露出笑脸，说："自从来雨花寺后，头不眩晕了，眼睛不怕风了，心也不沮丧了。"义工团们都惊讶，这种方法这么神奇，都想明白其中的道理，集体向王喜乐医生讨教，王喜乐笑着说："我也是读古书后略有所悟。膏肓能治病入膏肓，疑难杂病找膏肓，它有添膏油壮骨节之力。我想，眼睛头就像火苗，身体五脏六腑存着膏油精血，油将尽灯将枯时就很怕风，只要油饱满、灯火亮，一般的风就吹不灭。而艾灸膏肓就是添油，艾灸膀胱经乃是增加灯罩，如此生命稳定，也就不怕风侵了。"众人听后纷纷拊掌称妙。

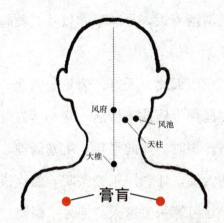

畏风灸膏肓，添油身体强。人活一辈子，书传万年长。

35 肺癌的奇迹重生

雨花寺的名气越来越大。佛门有种说法，道行越高，业障越大。即道高一尺，魔高一丈。你是普通医生，那些死证一般找不上你，找到你你也不敢接，也会推辞。而雨花寺王喜乐想到，医者父母心，医不扣门，就是医生从来不拒绝患者。

有一例患肺癌的农民工，长期在空气不好的环境中干活，吸进大量的粉尘，家中贫困，既贫又病，死路一条。病后方知身是苦，健时多为他人忙。农民工的家人也泪流满面，实在走投无路，无事不登三宝殿，才求到庙来。望着"大慈大悲，救苦救难"的匾额，肺癌的农民工泪流满面。上有老，下有小，自己不怕死，只担忧死后老少谁照顾？

　　义工团都害怕，怕肺癌死在庙宇里，会不会引来无尽的麻烦？可人家已经走投无路了，佛门不渡无缘人，既然有缘找到这里，王喜乐说："正气存内，邪不可干。好人要做到底，送佛要送到西。"乃在后院的后山搭一个简易寮棚，让农民工在那里栽花种草，每天都有饭菜饮食和药物供养，天天就是清淡斋饭，早睡早起以及艾灸肺俞、关元、气海，刮痧膀胱经、拍肚。

　　怎知，农民工气色一天比一天好，饭量一天比一天大，原本上山时要人扶，一个月竟然能帮寺庙砍柴做活，除干活外每天就是抱着艾灸盒灸肺俞、关元、气海一小时。如此半年，生龙活虎，看不出半点生病的样子，家里人都破涕为笑，让农民工去医院一做检查，发现癌症阴影没了，癌细胞也没了。这可惊呆了家人，惊呆了医院，惊呆了农民工，真是天无绝人之路，生路就在庙宇慈悲场所中。

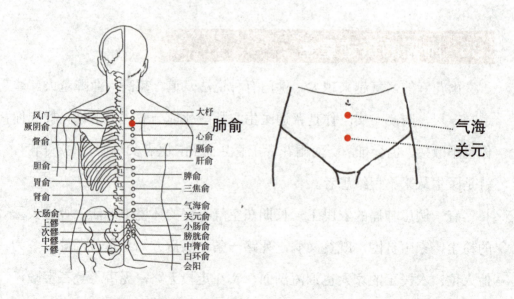

　　当农民工一家千恩万谢王喜乐时，王喜乐笑着说："这不是我的功

劳。"大家疑惑，王喜乐说："这是佛力加持，有这么一个世外桃源、鸟语花香的后山，因为空气好、环境好，才好得这么快，应该感谢祖师大德创造了雨花寺。"

王喜乐从此对癌症、死证也没有以往的畏惧了，所有的信心都是在一次又一次的成功中建立的。王喜乐说自己治疗这例肺癌的思路是从《寒菊》中得到的启发：

寒菊

花开不并百花丛，独立疏篱趣未穷。

宁可枝头抱香死，何曾吹落北风中。

注：菊花有傲骨，代表一个人的气节。它在偏远的篱笆外，风霜来时，百花凋谢，它却傲然开放。最后凋落时仍然还在枝头，像逆境中的人依然忠贞爱国。病苦中的人仍然咬牙坚持中医艾灸，大有那股宁可枝头抱香死的信念，反而赢得了新生。

36　艾灸祛体冷

雨花寺一位老妇人，屁股冷如冰，连肩背也冷到难以入睡。王喜乐得到了针灸泰斗承淡安老先生的针灸遗稿，如法炮制，教妇人灸心俞、肺俞去肩背冷，灸足三里、命门去腰脚屁股冷，如此艾灸三周，冷痛俱失。老妇人啧啧称奇，将自己亲手种的瓜果蔬菜送来雨花寺，供佛供僧供先生。

王喜乐对老妇人说："以后遇到上半身冷，灸心俞、肺俞，下半身

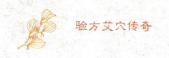

冷，灸命门、足三里。"简单的几句话普及了艾灸方法，这种方法对中老年体衰者效果很好。古籍上说的，艾灸赢过吃大补鸡！

所谓"观书到老眼如月，得句惊人胸有珠。"

王喜乐更劝老妇人不抱怨，冷言冷语于人无益，对己有害！常人劝不听，医生一劝，她听进去，居然更年轻了！

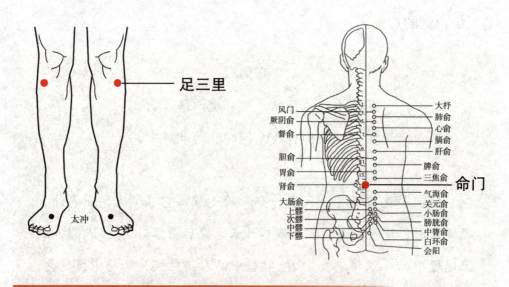

37　肩周炎三穴

久病始知求药误，衰年方悔读书迟。

人到五十岁，肠胃肩周冷麻痹痛，严重得抬不起来，也不能够反转到背后，常人称之为肩周炎，民间称漏肩风。有位家庭主妇就是严重漏肩风，连晾衣服都提不起手来。王喜乐笑着说："此病不难，我不单帮你治，还教你医。"

《中医艾灸学》上说："但灸到带'肩'名的穴位，能令肩周转动不灵活，比如肩井、肩髎以及肩外俞这三穴一经艾灸，速效。"

医方堂的义工用艾灸器为患者灸此三穴，患者顿时觉得暖洋洋，如春阳融雪。第一次艾灸就尝到甜头，连续艾灸两周，手不但恢复正常了，还比正常更有力、更灵活。

求学将以致用，读书贵在虚心。

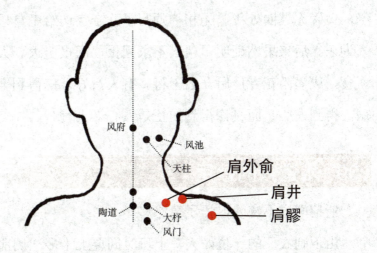

王喜乐曾经在一些运动杂志上看到那些用肩的运动员，如乒乓球健将、跳水健儿、标枪能手，他们每月坚持艾灸肩周一周，成绩更好，发挥更优越。这是艾灸法对运动有提升作用，对奥林匹克有点睛之效。后来这位家庭妇女学会了治肩周炎，成为了村寨小有名气的艾灸郎中，帮到了不少有同样疾苦的患者！

38　热水袋依赖症

一位大厨，长期要出入冰室，常年觉得肚腹冷飕飕，要拿热水袋暖热才舒服。大厨神疲乏力，老打不起精神，王喜乐问他："腰冷吗？"大厨说："腰冷。"王喜乐说："肚冷艾灸足三里，腰冷灸命门。"这样连灸一个月后，热水袋依赖症没了，头晕耳鸣也消失了。神奇的艾条，神奇的郎中！

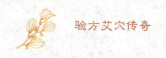
慎风寒，节饮食，养生妙语；

惜精神，戒嗔怒，益寿良方。

后来大厨又介绍大量的食客来雨花寺求医问药，并且带来了不少善缘，口碑无翼四处飞。无相禅师写了八个字送给王喜乐：知足乃善，助人为乐。后来果然证明了帮人不求回报，回报更大。大厨后来到寺院做素食，成为雨花寺后厨一名干将。有人治好了病得到金钱，有人治好了病，得到人心！而义诊得到的正是人心、人气！

39　水道穴的妙用

所谓闻道不嫌晚，悟了莫悠悠。

山下制衣厂的一位妇人，上班时间要上十多次厕所，蓄尿，白带更多。经常一失神就搞伤了手指。听闻雨花寺有位名医用艾如神，便背上米油上山求医。俗言："贫无达士将金赠，病有高人说药方。"

王喜乐教她艾灸水道这个穴位，此穴位专门医治水液代谢不正常、白带过多、子宫糜烂、皮肤湿疹等，它可以化水湿。三年之病，一个月帮她医好，搞得整个制衣厂的人都知道山上有个神医，真是一石激起千层浪。

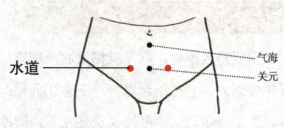

在民间你治好一位类似的病人，同气相求，一群人全来找你。所谓千寒难除，一湿难去。王喜乐用艾灸水道这个穴治湿，无不得心应手。

这时的雨花寺，每天接待求医问药者达数百人，山道络绎不绝，人称雨花现象。真是山不在高，有仙则灵；水不在深，有龙则灵！

王喜乐由衷称赞：恩由穴道，德仗岐黄。

40　五行相生治顽咳

事要研究皆学问，言堪持赠即文章。

民间流传这样的说法：名医不治咳，治咳必见拙。意思是咳嗽虽小，特别是老慢嗽十分难治。治不好，医生患者都会有失信心。

这天，雨花寺来了一例夜咳患者。这位老翁数年顽咳，儿女也不知如何治好。孝子贤孙想给力，也尽不上力。王喜乐马上想到，夜咳肺寒，日咳主三焦有火。这是肺冷金寒，肺肾金水相生，互为母子，脾又能生肺，马上选择上中下三个穴位：肺俞、脾俞及肾俞，用大艾盒直接灸。《中医艾灸学》上讲，凡逢到俞穴就能补脏腑的虚损。这叫逢虚可灸俞。才第一次艾灸，老翁顿觉脏腑暖洋洋，愁眉不展变为笑口顿开。

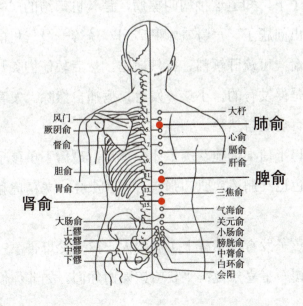

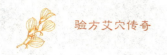

老翁喜欢上了艾灸，开始每天艾灸一小时，从此再也听不到他的咳嗽声了。老翁的子女做了锦旗送给雨花寺，"救苦救难，大恩大德"。

无瑕人品清于玉，不俗文章淡似仙。

王喜乐说："自己不贪天功为己功，这是天生艾草，大自然的神奇，不是我个人的功力，是五千年老祖宗智慧的结晶，乃往圣绝学的光芒。"

41 以患者为良医

清闲无事，坐卧随心，虽粗茶淡饭，但觉一尘不染；

忧患缠身，烦扰奔忙，虽锦衣厚味，只觉万般苦楚。

有一个15岁的小孩，家中营养充足，却不长个，脸色萎黄，身材矮小，而且脖子那里有几个小疙瘩，医生说是淋巴结肿大，恶化了就很麻烦。可是吃了不少良药，肿块依旧，家长把小孩带来雨花寺，说："孩子身体瘦小，精神躁动，长期被老师投诉。"

王喜乐看了下，知道这种病叫瘰疬，是气机郁结的产物，是气机的大总管——肝出问题了，一身气顺肝所司，统管一身气机的是肝。于是教他们艾灸肝俞，可疏肝解郁、行气散结。然后教他们灸督脉上的身柱这个穴位，它是促发育的，小孩一发育，病痛自然除。发育不良宜灸身柱，小孩不发育病痛自然除。

谁知，父母半信半疑地艾灸了才一个月，最后不单孩子脖子的小疙瘩消失了，脸色也红润了，肌肉强实，声音洪亮，龙精虎猛，一扫萎靡不振。

半年后，孩子发育居然赶上了同龄人，孩子父母带了三千元的红包前来雨花寺感谢。王喜乐说："我应该谢谢你们。如非你们以身试灸，持之以恒，我也想不到老祖宗留下来的肝俞、身柱治疗发育不良的效果这么好。"世间的事情总是相互的。你的匠心、专注治愈了恶疾，同时你也得了你的医术、医德、医名。如果医生都能这么想，医患关系将更加融洽！

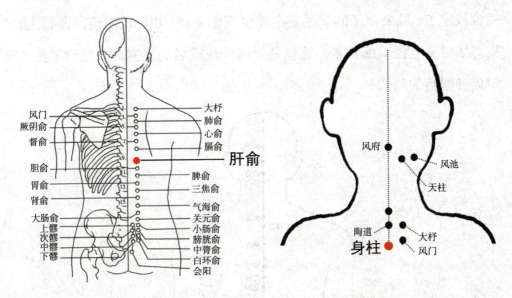

王喜乐望着医方堂匾"济世救人——以患者为良医"，若有所思，此语妙不可言！

42 脑膜炎后遗症

疑难杂病越来越多，来雨花寺求医的患者不少是大医院久治无效的。有个七岁小男孩，因为一次脑膜炎高热，病得傻了，聪明活泼的孩子，变得呆傻愚笨。一家人如同热锅上的蚂蚁，坐立不安，吃睡不香。如《大医精诚》所讲："一人向隅，满堂不乐。"

孩子刚到雨花寺时，连数一二三四都不会，众人见了无不伤心，都想帮他一把。王喜乐更是医者仁心，遍查古籍，终于找到艾灸督脉可以

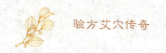

升阳开窍的案例，于是医方堂上下一心，轮流为他艾灸。一个月后，小男孩恢复知觉，举动渐见正常。灸三个月时，居然恢复正常，高高兴兴去学校了。

这次王喜乐不单收到了"医者仁心，妙手回春"的锦旗，更是被电视台报道了，原来孩子的父亲是电视台工作人员。相比较名望蒸蒸日上，王喜乐更喜欢经验的积累！这也是一例一战成名的案例！又见识了艾灸中提神醒脑的功效！

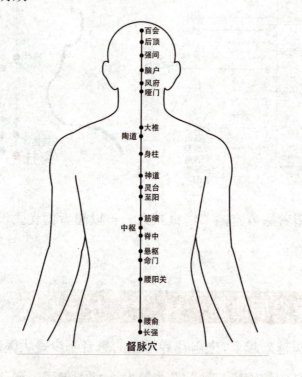

督脉穴

43 三天医治面瘫

一个开夜车的司机，嘴歪了，讲话漏风。原来是终日熬夜疲劳，又吹夜风所致。王喜乐在大医院见惯这病，所以见怪不怪。常人看到这面容都会吓到，王喜乐说："小事一桩"。

看到医生这么自信，患者就好了三分。王喜乐帮他艾灸颊车、地仓两个穴位。这是医治面瘫最好的一对穴，堪称神效。很多人灸后都不知如何保护自己。古籍上讲：不怕风之不去，就怕风之复来。所以艾灸完后这三个细节必须重视：一是要用毛巾包好，最好能够戴个"劫匪面罩"。二是千万不要洗冷水、吃凉果以及熬夜。三是半天内尽量不要说话。《道书》上讲：开口神气散，意动火工寒！

这样严格执行下来，竟然三天就完全好了。这一例面神经麻痹症的面瘫，用艾灸十分有效！

所谓熟读王叔和，不如临症多。临症一多，经验丰富，自然信心才足！

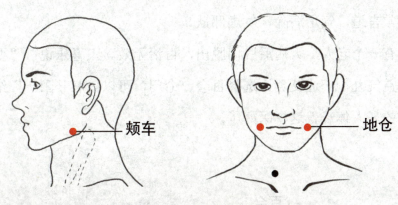

颊车　地仓

44　一次好转的伤风鼻塞

医方堂的义工们时常患伤风鼻塞，所谓小病不可拖，拖则大病到。王喜乐教大家艾灸上星穴，能够升阳开窍，十分有效。几乎灸一两次都好转了。从此大家居家外出都不怕伤风感冒，一个艾盒，一条艾条就搞定！《黄帝内经》曰："善治者治皮毛。"

一个真正的中医，不是大病时手忙脚乱，而是小问题时便觉察下手，

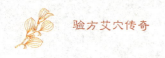

迅速治愈！否则小洞不补，大洞尺五！

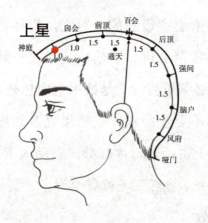

45 老人的体衰肛脱

常言道，气足病除，气虚邪欺！

有一个老人，大病后肛门脱出，百治无效。王喜乐说："要一边服补中益气丸，一边艾灸，选择百会、命门，可以提肛升阳。"结果这么疑难的老人体衰就这样医好了。

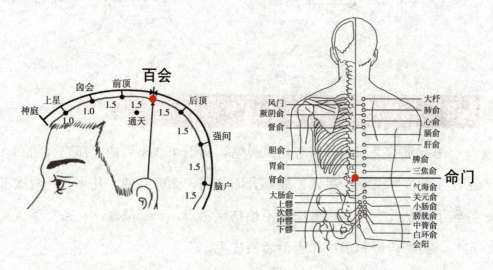

老人笑着提来重礼报恩，说："我以为治病就是治病，想不到你帮

我治，反而买一送一。"

王喜乐不解老人言外之意，老人笑着说："我来医治脱肛，结果你帮我夜尿都治好了。这不是医一送一吗？"大家听了都哈哈大笑，原来正气来复，余病会慢慢消失！正如《黄帝内经》讲的："正气存内，邪不可干！"

46　流感五穴

王喜乐见到临床上一个又一个的验案，他纷纷收集，编写论文，甚至出版成书籍。比如这次四书乡流感，不少人怕风、流鼻涕，症状一致。

王喜乐马上选择风池、大椎、肺俞作为流感三穴，再配上足三里、合谷来调肠胃。肠胃好，康复便十分快。这个经验不单医者要知道，普罗大众更要知道。

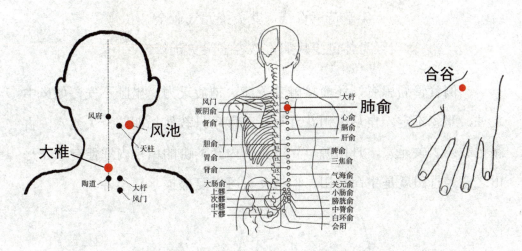

原来在《中医杂志》上有讲，常灸足三里、合谷可治疗经常性感冒，相当于服玉屏风散，能增加人体抵抗力。结果凭借这五个穴位，凡遇到流感的，在雨花寺艾灸都能好转，且比普通吃药快。

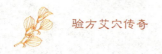

大部分患者吃药后人容易昏沉，艾灸后人更精神。

> 流感五穴：
>
> 风池，去一切邪风。
>
> 大椎，强一身阳气。
>
> 肺俞，呼吸有力。
>
> 足三里，肠胃好。
>
> 合谷，面口气血足。

47 精神内守的艾灸

王喜乐越来越领悟到灸法的神奇，艾草是宝，它能够治病，也能够治贫。古语讲：

> 一年辛苦三百钱，艾灸关元气血全。
>
> 轻身体健少疾病，欢容喜笑更延年。

一例食管癌患者，还没接触艾灸前，神疲乏力，坐卧不安，如风中之烛，飘忽不定。自从来雨花寺后，王喜乐只教他长期艾灸关元穴。古籍记载："关元穴，丹田源。"《黄帝内经》讲的精神内守便有意守丹田之意。丹田就是生命之田，保持艾灸可以复虚损，延年寿。

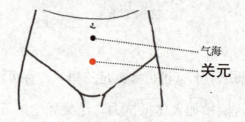

气海

关元

结果坚持艾灸一年，老人的泄泻没了，声音洪亮了，行动敏捷了。

最后一检查，恶性癌症变良性肿瘤包块。这个案例给王喜乐一个重要启发，《黄帝内经》曰："精神内守，病安从来！"长期专注精神内守的艾灸，有扭转乾坤、起死回生之效。特别对于慢性虚损病，灸丹田，可回元。

真乃养足丹田浑元气，走遍天下无人敌！

48　解救身体干燥炎症

雨花寺的后山，开辟了一大片艾园种植，许多康复的患者自动申请做义工，奉献到这个大爱计划里来。现在王喜乐每天都可以听到义工们反馈，在艾园里头收集的精彩案例。

比如一个学生，他眼睛老是莫名其妙眨动，而且看东西模糊，医院检查是结膜炎，大家找到《艾灸手册》，发现曲池穴乃目灸名穴，就是一艾灸，就有强健明目的效果，可以减轻眼部压力。

曲池穴是大肠通往肺的一个重要穴位，它可以弯弯曲曲通向人体七窍需要池水滋养，比如眼耳鼻，所有身体干燥炎症可从曲池这个天池里得到解救。

结果才艾灸曲池穴三天，学生的眼睛就好了。这个案例从义工口中得知，王喜乐更高兴，也从侧面反映了艾灸是可以普及的。

普罗大众拿起一本《艾灸手册》对号入座，只有好处没坏处，它是自然疗法中顶级的一种，因为它没有通过服食药物途径引起的一些不良反应，它是顶级的外治法。

因此，这件事情更加坚定了王喜乐的信念，他一定要编好《艾灸手册》，编好普及大众的穴道书籍，使普罗大众一看就懂，一用就灵。

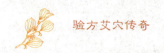
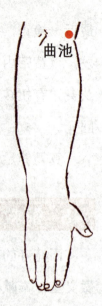

曲池

难怪古代的临床大家到最后要选择著书立说，写一部利于时代的书籍，又可以流传历史。王喜乐望着艾园里的一块石头，石上刻曰："道法自然，简易流芳。"

古代那些医家大德，像葛洪，写《肘后备急方》，都是讲极其简易的方法，使老百姓手肘边就能找到良药去医病，从而流芳百世，传唱千秋。

唐太宗《九成宫》云："始以武功一海内，终以文德怀远人！"

在雨花寺的日子，王喜乐提高的不单是医技，他也提高了眼界、心胸，他的看法不再是一般的企业、名利，而是千秋的功德业绩。

49 咳血心痛的保命灵丹

在艾园里头，有些病重的患者，比如肺癌咳血，他们已经被医院放弃，家人无奈，但雨花寺慈悲，负责临终关怀他们。在中国古代，寺庙之所以存在，并且广受普罗大众喜爱和敬仰，除了寺庙可以让人祈福、礼拜外，还有一种重要的临终关怀功能，就是祖师爷传下的：无论大病恶病、穷途末路，只要到庙宇里，庙就不会拒绝。这叫普度众生，佛堂没有关门。

因此，这例肺癌吐血的患者，已经百药乏效，来雨花寺求治。王喜乐遍览古籍，发现《针灸甲乙经》记载："心痛呕血，郄门主之。"郄门是郄穴，郄穴可救急，尤其对于血症、顽固怪病，它擅长治胸部疾患，有宁心安神、宽胸理气、止血止痛作用。

肺癌患者还没灸前满脸惊恐，自从艾灸郄门后，咳血止住了。现在他把艾灸盒当作保命灵丹，平时除了帮忙打理艾园外，就是在松树底下艾灸，半年下来也没有再恶化，家人都以为是奇迹，便带来大量米面油、财物，供养雨花寺，感念收容救治的大恩大德。

真是得力全仗古经典，超伦每效名医行。

每一次翻阅古籍，再次临床，王喜乐都开心不已，因为疑难杂症的攻克就是人生的进步。

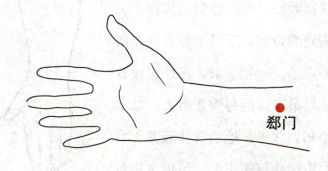

50　喉痹不能言的滋润穴

医方堂不单养活了庙宇，也养活了山下的村民。大量的艾灸材料，不独在雨花寺用。王喜乐利用网络销售，让千里以外的人都能购买到。想不到小小艾叶是个巨大产业。一片叶子，居然带活了一个乡镇。

四书乡，自从王喜乐来了以后，大家更相信知识就是力量，知识能改变命运。它不单改变了患者命运、学子命运、庙宇命运，还改变了乡镇命运，它还能让知名度远达海外，这就要谈到下面的这例食管癌患者。

他是加拿大人，来中国旅游，他的目的就是利用余生有限的日子去

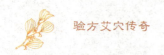

游览世界美景。他路过四书乡时，咽喉已经不能讲话，水都难以下咽，吞咽都痛。听说中国的寺庙有灵，乃冲着这个缘来到雨花寺，王喜乐现场帮他艾灸温溜和曲池两个穴位，这两个穴位的偏旁带水，有滋润作用，《百症赋》上讲："喉痹不能言，温溜及曲池主之。"

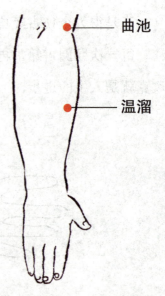

一个人咽喉讲不出话，可以选择温溜、曲池，能温通血气，滋养万物。

加拿大患者才体会一小时艾灸，就觉得口舌生津、讲话顺畅，不断竖起大拇指，说这是他人生碰到的奇迹。于是干脆选择在雨花寺疗养，不走了。一年下来，癌症也没有再扩散，变成结节了，活得像正常人。加拿大患者也是个知识分子，他亲身体验艾灸后讲了一句话：中国传统医学艾灸可以拿诺贝尔奖。如果说治一个病，它就是功德大，那么救一条命，救万万千千的命，那更是大功德。

51 慢性虚损病

四书乡政府居然派出代表，表彰王喜乐对乡镇脱贫致富的贡献。并且送来锦旗，"脱贫致富，中医有路"。现在的四书乡，"一镇一业，一乡一品，一人一技"的兴乡计划正如火如荼地进行。

有了当地政府的大力支持，王喜乐觉得艾厂的级别更高了，艾园的种植面积更宽广了，从事艾灸疗法的人群猛增。真是时来天地皆助力，这一个好的外缘，想不到也是长期行善积累来的。

古往今来，百代世家无非积德；

天上人间，第一人品还是读书。

原来镇里文化站的站长，多年四肢沉重，失眠、哮喘，像这种慢性虚损疾病，药物常常难以见效。而王喜乐用艾灸脾俞的方法，使脾脏运化水谷精微增强。按照《黄帝内经》病机十九条中"诸湿肿满皆属于脾"的说法，站长身体肿胀，又气喘胀满，这是长期消化不好所致，通过一个月的艾灸，疾病痊愈。

如果说以前艾法神奇是民间传闻，如今乡政府也体会到艾法的好处。

药是救人的，药业却可以救世！

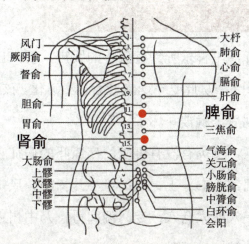

风门
厥阴俞
督俞
胆俞
胃俞
肾俞
大肠俞
上髎
次髎
中髎
下髎

大杼
肺俞
心俞
膈俞
肝俞
脾俞
三焦俞
气海俞
关元俞
小肠俞
膀胱俞
中膂俞
白环俞
会阳

52　艾灸愈严重胃下垂

农村农业局有一位领导，长期舟车劳顿，得了严重胃下垂，经常要揉按胸胃，时常痛得腰弯背驼，口泛清水，眉头不展。这可忙坏了医生，领导的私人医生有好几个，都是吃药时好一点，一停药就难受。

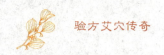

他闻言来雨花寺，王喜乐熟读《针灸甲乙经》，立马想到：心下隐痛，身若面黑，肾俞主之。《中医诊断学》也讲到，剧痛多为实证，隐痛多为虚症。

虚证用灸法最佳。患者心下隐痛，面色发黑，一定要绕开他的胃直接治肾，使命门火能生脾胃土，则四肢发达，中焦无病。结果一灸肾俞，领导就舒服，如离照当空，阴霾自散。如此半个月艾灸下来，胃部隐痛的症状就解除了。

领导一开心，还直接向上级申请，拨下巨款助力乡镇艾叶种植发展。王喜乐怎么也想不到，自己能够在乡镇里头发挥这么大作用，或许这叫天道无亲，常与善人；人有善愿，天必助之吧。

53 小儿惊吓

有一天在雨花寺，王喜乐听到有孩子的哭声，听声让人觉得惊恐。原来这孩子被惊吓到了，从此吃东西老吐食，不消化。孩子父母说："自从孩子看到一场车祸后，就被吓坏了。"

王喜乐仔细搜索，艾灸有没有可以治疗惊吓的病症呢？果然，功夫不负有心人，在《扁鹊心书》上记载："小儿惊吓、风癫，单灸中脘，四百壮可愈。"中脘穴即太仓穴，专门调脾胃，乃中州之要穴，亦是回阳要穴，它可以统六腑，安五脏。

五脏六腑的水谷气血，都由中脘分出，如今孩子吐食，消化不良，还饱受惊吓，正好独取中脘，这样艾灸一周，孩子惊吓之貌消失，不再发出怪叫。

经过这例奇难怪症，王喜乐更加认识到经典古籍的魅力，真是见病不能治，皆因少读书啊！

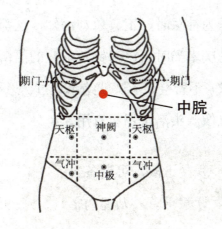

54　阳陵泉治老寒腿

　　山下一个老人拄着拐杖缓缓上山来，原来他有膝盖红肿，如同锤子，这叫鹤膝风，严重的话要坐轮椅，会让膝盖丧失屈伸能力。

　　老人诉苦说："早年长期冒雨淋水，翻山越岭，寒湿不避，又不懂得保养，现在一双膝盖都快废了。"真应了那句话，老来疾病都是壮时招的。

　　看到这例鹤膝风，王喜乐笑了笑，口中念念有词："《玉龙歌》曰：'膝盖红肿鹤膝风，阳陵二穴效堪攻'。《马丹阳天星十二穴歌诀》也讲道：'膝肿并麻木，冷痹及偏风。举足不能起，坐卧似衰翁。'都讲的是阳陵泉专治老寒腿。"

　　从经文背诵中得到了自信，好像要治这个病如笼中抓鸡一样容易。结果老人只艾灸

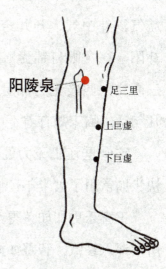

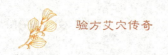

了一周，膝盖积液就消退了，走路也灵活了。

在外人都称王喜乐为神医时，王喜乐却深知，这都是在学校里多背几篇歌赋换来的，真是庆幸当时自己对针灸歌赋的热情，也感谢当时针灸老师的从高从严要求，不背会，考试就绝不让过。想不到真正临床时，在学校读的那些歌诀就像源头活水那么有用。

积文十箧，可谓备矣；

读赋千首，乃能为之！

55 艾灸补阳治肌无力

有一例经熟人介绍从美国来的患者，他得了重症肌无力，眼皮都耷拉下来，要睁开眼睛都很费劲。西方医学对这种病很是无可奈何，可是中医却比较有底气。

王喜乐在中医学院时，见识过补中益气的威力，这次采取药艾同用，一方面用补中益气汤补中气、开九窍，另一方面选择艾灸补阳。在《眼科锦囊》中记载：眼睑低垂灸三阴交，四肢无力加足三里。就这么简单的几句话，临床却有着不可思议的威力。

足三里

三阴交

这例重症肌无力的患者，从少气懒言到快步如常用了大半年，他不断竖起大拇指说："中国医药，行！"

王喜乐更加如鱼得水，丰富的临证经验，让他对古籍的钦佩更浓。所谓深入经藏，智慧如海。当众人对某人进行崇拜如神的时候，王喜乐自己心中才明白，不过就是多读几本书而已。书籍是人类向上的阶梯，而中医五千年的古籍更是拯危救难、妙手回春的底蕴。

王喜乐用手中赚到的钱，大量购买医学古籍去充实医方堂的图书馆，普及中医，不单通俗易懂，还能深入精髓。

那种半日读书、半日临床、半日劳作的生活，使得王喜乐对中医的发展有了另一种更新的见地。

56　急性脚崴伤散

有一例急性脚崴伤的患者，踝关节肿得像萝卜，真是病来如山倒，有两人搀扶着来雨花寺求医问药，王喜乐想到草医师傅的妙招，用一味栀子打成粉，然后，炒焦热敷。第一天，肿胀消退，第二天，行走如常。

这位崴伤脚的人是药厂的一位员工，他将如此神效的崴伤疗法告诉了药厂老板，老板携重礼登门请教，并且跟雨花寺联合开发崴伤散。

这种崴伤散不仅对脚踝有好处，对运动过度的手腕、网球肘都有好处。很快，崴伤散便带来了巨大的经济效益，也获得了超强的市场口碑。

真是师友肯临容膝地，儿孙莫负等身书啊！

昔日，在学校里头读书，都感受不到古籍里的经验这么贵重。

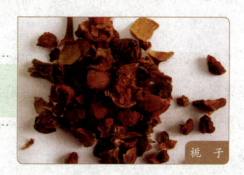

栀　子
zhī zi

栀　子

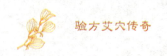

57 克癌强壮五穴

雨花寺虽然不是医院，却受到大量病患的追随。有许多恶性肿瘤患者已经医治到倾家荡产、无路可去了，他们来到雨花寺，王喜乐跟无相住持达成了一点共识，所谓佛门不渡无缘人，只要患者来，就有求必应。

患者来到雨花寺，管吃管住，管康养。吃的是农家蔬菜，无公害的农作物，对养生大有好处，住的是山间茅庐，天人合一。康养用的方法是艾灸主导，王喜乐列出了强壮五穴，无论何种肿瘤，都必须灸这五个穴位：

> 第一，大椎，强壮整条腰背。第二，关元，强壮整块肚腹。第三，中脘，强壮胃肠消化。第四，足三里，强壮手脚能力。第五，命门，强壮一身火力。

一例乳腺癌的患者，已经动完手术，还放化疗，最后，医院下结论，恐怕难活过三个月。正当医院和家人都放弃时，患者因为有佛缘，在雨花寺选择艾灸。刚开始需要别人帮她灸，因为她连拿艾条的力都没有。灸一个月后，自己能灸，灸一年后，还能帮别人灸了。

后来，带病延年，并无不适、痛苦。灸法在克癌方面也有着神奇的力量。

王喜乐曾经一度反思，为什么在医院做不出这种效果，而在雨花寺却战果累累，喜报连连？难道真有佛祖菩萨保佑，有求必应？这时无相禅师看出了王喜乐的心中疑惑，并解释说，常规的地方做不出雨花寺的效果，是因为雨花寺有五大优势：

第一，它是千年道场，前来的人都带着敬畏之心，所谓敬胜百邪，你敬重一个师长，他讲的话你就特别听，也特别灵。

第二，雨花寺虽地处偏僻山野，却是绿宝石金山银山之处，它的空气纯度是一般地方的数倍，空气好，心情就好。

第三，雨花寺无欲无求，无论病人贫富贵贱，来一概奉送饮食、住处，走纯公益的路。患者感觉到如同回到家，心暖暖的。

第四，雨花寺还有规律的作息，八九点听到打板声就要睡觉，四五点就要起来做功课，符合《黄帝内经》食饮有节，起居有常，在生命规律上天人合一。

第五，你选择的艾灸疗法，确实很好。如果没有前面四样铺垫，艾灸只是有好处，但达不到极好，就像钻石跟皇冠顶钻的区别。有前面四点做铺垫，就像强弓搭上利箭，必定射程长远效果明显。

王喜乐听完茅塞顿开，感慨说："无相禅师才是大医王。在这个不像医院的疗养之地，却制造了许多医院大教授都刮目相看的案例，这里面的原因一定值得挖掘学习。

58　气海醒酒

时来易觅金千两，运去难赊酒半壶。

一位醉汉，在公园里昏迷过去。王喜乐带了艾条，当即点燃帮他灸气海，渐渐苏醒。后来喝了小米粥以后，就恢复了。灸气海可以醒酒，这是《针灸聚英》上面的经验。平时多读古籍，临时便能

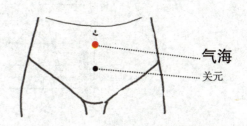

气海

关元

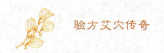

派上用场。真是台上三分钟，台下十年功。

59 肺俞愈咳

有个快递员，天热，吃冷物，导致晚上咳嗽不停，一个月都没好。王喜乐给他三根艾条，艾灸肺俞，三天就好了。

快递员连忙到雨花寺来，说要换行业了，要跟王喜乐学医，他从自己身上看到了神奇，他也想成为能救死扶伤、解除疾苦的良医。后来这位快递员也成为王喜乐身边的得力助手。

从此王喜乐凭借着医德、医术、口碑，开启了艾灸堂，并且广带弟子，传承岐黄薪火的生涯。毕竟相比救人一时疾难而言，医灯续焰更为重要。

看着雨花寺那一副灯火联："香炉不断千年火，玉盏常明万代灯。"王喜乐领悟了古圣先贤的心传。

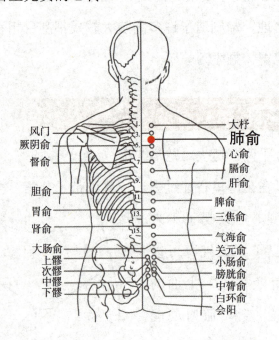

60　关元命门固阳止汗

又有一例冷汗患者，每天一紧张就汗湿周身，说话也掉气没力。王喜乐见之，说这是产后留下来的后遗症，乃关元不关，命门不固。就按照《扁鹊心书》上面记载，灸关元、命门，固阳止汗。拿来艾条，取其温通助阳之效，散寒通脉，灸了七天，好过来了。并嘱咐其忌生气激动，远离让自己紧张、焦虑的环境，并用《小儿语》上的一句话："一切言动，都要安详；十差九错，只为慌张。"作保生要点。

总之一松百脉通，一紧百脉闭！

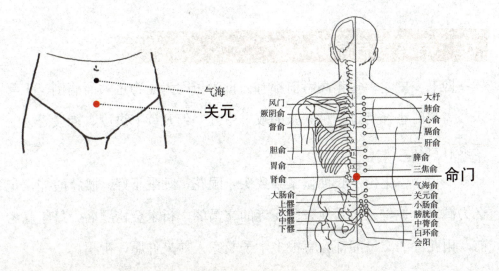

61　急性心绞痛

转眼三年，王喜乐在四书乡由医生的称呼摇身一变为老师、大师、神医。这些称谓代表四书乡的人民发自内心的尊重，以及这几年王喜乐对当地人民矢志不渝的奉献。

王喜乐突然有个梦想，自己一个人成为一代名医，显得不那么重要

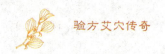

了，如果能将四书乡作为培养传统医子普及中医文化的摇篮，这样更有意义。自己一人所知所学，毕竟如滴水于沧海，大众都能普及中医，四书乡必将成为人间净土。

果然，山下一百货店的老板夜间心绞痛发作，痛不可忍。其妻在医方堂学习过艾灸，急中生智，点艾条灸大脚趾头。

所谓足寒伤心，足暖养心，这样一灸，心绞痛的症状就消失了，立马转危为安，惨白的脸色变为红润。谁说中医不能应急？俗言：笔杆没多重，无志拿不动。这一个案例，王喜乐得知后，便将它记录在笔记本上面。

62　治脾胃有奇功

四书乡中学，每年高考前都有一批学子因为压力过大而病倒，王喜乐在考研时也经历过这种紧张的攻书生涯。但凡读书过度、神疲乏力，艾灸有奇功。

一位中学生由于长期伏案导致头晕眼花，睡眠不好，腰背酸痛，记忆力减退，他母亲带着他来雨花寺的文昌阁，祈求金榜题名。每年高考前，雨花寺的文昌阁都会有很多学子及家人前来许愿、祈福。

王喜乐帮这孩子艾灸足三里和中脘，还有脾俞。在古籍上讲，九窍不利，肠胃所生。一个人，眼耳鼻舌不够聪明、敏捷，跟肠胃的消化分不开关系。聪明伶俐的孩子，他们大都有一副好肠胃。一个人七窍灵通，乃肠胃消化好之功！

如果通晓《中医基本理论》，随手配的穴位来艾灸，都八九不离十。王喜乐专找调脾胃的穴位，李东垣的益气聪明汤以及治老年痴呆的补中益气汤，全部都是健脾胃、升清阳。这样艾灸七天以后，小孩子精神恢复，腰背酸痛解除，头晕脑涨不见了。一家人高高兴兴来雨花寺还愿。

雨花寺之所以逐渐热闹起来，除了病人前来求诊外，还有源源不断的还愿人群！在民间有这样一种说法：你只要祈福求愿，愿望得遂以后一定要去还愿，这样以后的祈求会更加灵验。

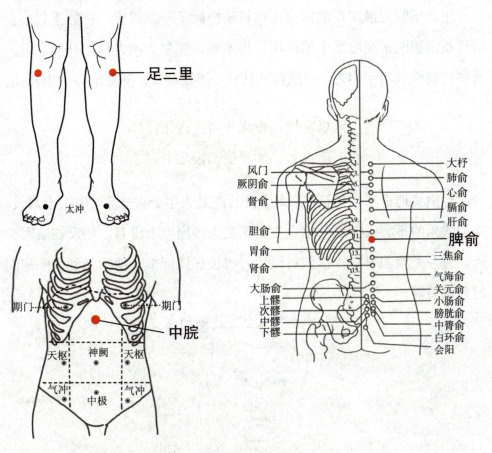

63 简验便廉愈头风

有个摩托车司机，常年头痛，这是职业病。因为无论早晚，顾客需要，他都得开车翻山越岭，风吹日晒，导致头风病多年。

这个载客司机本身家庭就不富裕，王喜乐晚上读书，要找到一个方法，简验便廉，不怎么花钱又能帮到人的。他看到《针灸资生经》上记载："有人患头风，吾令艾灸囟门即愈。"

第二天，王喜乐便将特制的艾盒送给司机，教他绑在头上艾灸囟门，谁知不到半个月，司机头风便痊愈了。

王喜乐收到最丰厚的回报，司机给他做了一副锦旗——妙手仁心。这可是医德医术高度集中的体现。想不到，偶尔翻阅古籍，开卷有益，看到这些经验随手用之，便能救死扶伤，抚慰劫难，王喜乐心中乐开花。

> 乐以忘忧，行现在可行之乐；
>
> 书能益智，读平生未读之书。

他由衷地讲了一句话：原来学医行医是人生一大乐事。用医术帮人，是最快乐的事。以前这种感觉在大医院工作岗位上没有，相反在缺医少药、穷乡僻壤的农村，帮到村民后，村民热情回馈，他感受到了医患间的鱼水情深。

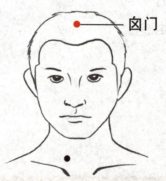

囟门

64 百会振精神

四书乡当地有一个罐头加工厂，各类茶叶、竹笋、蜂蜜，瓶瓶罐罐的包装，都是由这个工厂生产的。厂长近年来经常心悸、头晕、健忘乏力，老觉得心有余而力不足，甚至以前记得的一些东西也会忘记了，难不成到了退休的年纪？

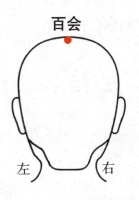

百会

左　　右

王喜乐教他艾灸百会。百会，顾名思义，百脉汇聚，百种技能皆会，这是精神、神志集中的一个穴位。《针灸资生经》上也讲，灸百会主心悸症重、健忘、无力。结果灸了不到十天，厂长就感受到精神恢复，做事专注，心气平和，整个人都轻快了，真是人健康时干苦活都是快乐的，人生病时被人伺候都是痛苦的。

罐头加工厂的老板亲自为王喜乐设计了各种艾盒包装，也发心致力于王喜乐提出的全民寿康计划。

65　治痰要穴"丰隆"

修车厂的修车师傅常年多痰，修一辆摩托车要吐十来口痰，后来脸也肿了，关节也转动不利，这是痰浊壅盛的表现，在《针灸大全》上记载：痰壅灸丰隆。丰隆是治痰要穴。王喜乐见修车师傅舌苔白腻，说："湿痰走经串络，壅堵血脉，夫治湿痰者，以温药和之。"

温药者，艾灸也。医方堂帮修车师傅连续艾灸一个月，他的症状一天比一天轻。刚来时到处找寺庙哪里有痰盂，一个月下来，就很少吐痰了。所谓离照当空，阴霾自散。太阳出来，阴寒就退了。艾灸就是人体的小太阳。

修车师傅关节比以前更利索，他明显感受到灸前灸后不一样：艾灸前拧那些小螺丝会心烦，这是痰阻气逆，艾灸以后，就特别轻松，这是痰清气顺。因此他给医方堂送来一辆三轮摩托车，说"医方堂进进出出经常要带货，这车既安全又方便。"真是你能帮到大众，大众更加能帮到你。

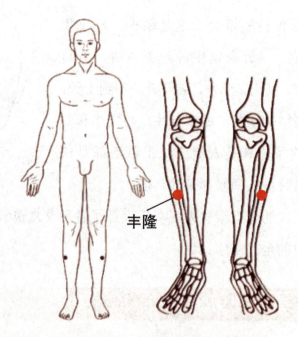

丰隆

66 妇人的狂躁怪病

有一位老妇人，经常口吐脏话，还要暴力打家人，得了严重的狂躁病，家人甚至认为是"邪鬼"上身。王喜乐熟读《扁鹊心书》，里面有艾灸精华提到："妇人体阴，得怪疾，灸中脘。持中州，贯四旁。"自从老妇人学会艾灸中脘穴后，妄语打人的习惯现在没了。王喜乐解释说："如花盆中土，虚少则风动地摇，土厚则木固坚牢。妇人妄语打人之象皆肝气内动也，此时不治肝，而治脾土，以土实木牢也。"

得见奇书心自喜，常吟妙句口生香。

这段精辟的论说大涨医方堂众人的自信，从此医方堂治疗各类癫痫怪病、抽动，第一时间就会想起中脘，中州定则四海平。

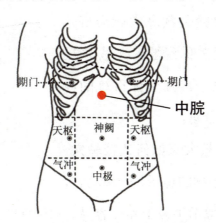

67 艾灸振作气陷小儿

有一小儿脑瘫患者，吃饭头都耷拉下来，典型的气陷。所谓束书不观，游谈无物。《黄帝内经》记载，"陷下则灸之"。凡陷下的病，脑瘫、老迈、胃下垂、脱肛、眼睑耷拉、少气懒言，一艾灸就振作起来。

王喜乐便教小孩家人艾灸气海、关元、足三里、身柱、大椎这些强壮穴，半年以后，孩子就像枯萎的花朵重新开放了一样，满街跑玩，开开心心，整个家族全部来医方堂感谢，因为孩子是整个家族的希望，王喜乐用艾条重新点燃了家族的希望。

68 冬天的膝盖劳伤痛

现在的医方堂，不单是在临床帮人了，居然开启了讲课传播的方式。每天晚上众义工都齐聚厅堂，王喜乐就开始讲解案例得失，古籍精要，众人听得津津有味。

王喜乐深知，临床和教学是两个翅膀，必须有效配合才能飞高致远。比如，冬天膝盖酸痛，直接灸犊鼻穴就会好，这是《针灸资生经》的经验，王喜乐已经验证了不下百案了。凡千锤百炼的经验，拿出来就很有分量。

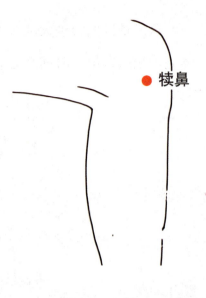

●犊鼻

然后王喜乐就教大家如何认犊鼻穴。犊鼻，顾名思义，牛犊的鼻子，一牵动它，它就得走，又表示像牵牛鼻子那么容易。

所以中老年人膝盖退行性病变，艾灸这个穴位大有好处。医方堂一位义工，早年挑担过重，膝盖劳伤痛，每至冬天必发作。自从平时艾灸犊鼻穴以后，冬天膝盖就没痛过了。

69 好脚力的强肾法

雨花寺的清晨，旭日东升，配合着古庙钟声，极其美丽，王喜乐还号召医方堂众义工数十人，一起到半山腰练八段锦，强身健体才能更好地服务人民。晨练也是医子的必修功课。

> 八段锦口诀：两手托天理三焦，左右开弓似射雕，调理脾胃单臂举，五劳七伤往后瞧，摇头摆尾去心火，两手攀足固肾腰，攒拳怒目增气力，背后七颠百病消。

一年之计在于春，一日之计在于晨，一生之计在于勤！一家之计在于和！曾国藩曾公讲："早起，耐习劳苦，读圣贤书乃子弟强盛、家业兴旺之基。"

　　其中一位老义工，他刚开始半山腰都走不上去，气喘如牛，腰脚痛，不能步行。若人向老，下元先衰。王喜乐教他艾灸关元和肾俞，如此半个月就上山下山如履平地，气息绵绵，有好脚力。

　　王喜乐感慨地对无相禅师说："若是这例患者放在大城市治，效果可能没那么好，因为在庙宇里，山清水秀，心态好，大家共同做定课，也不偷懒，像大雁南飞一样，整齐有序，更容易成功，万里之遥也无难字。"

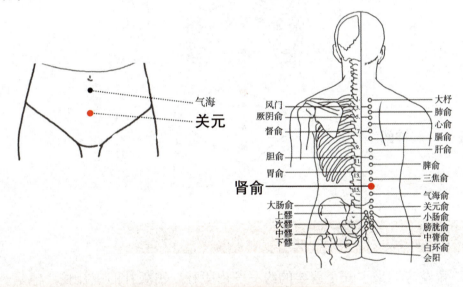

关元　气海

肾俞

风门　厥阴俞　督俞　胆俞　胃俞　大肠俞　上髎　次髎　中髎　下髎

大杼　肺俞　心俞　膈俞　肝俞　脾俞　三焦俞　气海俞　关元俞　小肠俞　膀胱俞　中膂俞　白环俞　会阳

70　神阙穴补满精气神

上药三宝，精气与神！

　　有一位义工退休以后手脚没力，抓握不牢，时常滑脱。《针灸资生经》道："手足无力，灸神阙愈。"神阙就是肚脐，凡精气神不满，就叫缺，必有控制力下降的现象，比如手足麻木不能握固，还有关节变形，

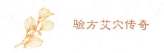
还有意志力下降、自律差，这些问题艾灸神阙都有效果。于是多年的疑难杂病就靠艾灸神阙加上练八段锦好了。

王喜乐比患者、义工还高兴。因为，病人好的是病，义工增长的是见识，而王喜乐强大的是临床的自信。他体会到了艾灸的精髓，如今的他运用起艾来如有神助，一条小小的艾条，它的力量远远超出常人的想象。

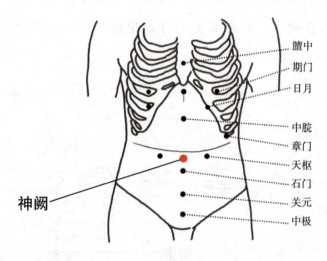

71 一穴膈俞平呃逆

雨花寺迎来了一个重要的缘——出版社。出版社的王社长，他是一个出版集团的领头人，他已经不止一次听说，一个小小的四书乡，居然名动四方，口碑如云。

今天他特地带了一例犯呃逆症的员工来雨花寺求治，其实也是在试水，看看雨花寺的王医生是否如传说那样，手到病除。

只见王喜乐带义工帮患者艾灸膈俞，膈俞乃治呃逆要穴，常常有"一穴膈俞平呃逆"的说法。

膈俞的功效是宽胸膈，降逆气。顾名思义，打嗝、呃逆之症逢此穴得到疏理。半根艾条还没灸完，患者的打嗝就停止了，整个过程都用手机记录了。

王社长眼中露出不可思议的神情，看好病都没有花超过五毛钱，充分体现了中医的简验便廉。原本一路打嗝来的员工，艾灸不到半小时，就止住了。可谓应手取效，灸到病除。

原来民间中医可以如此简验便廉！

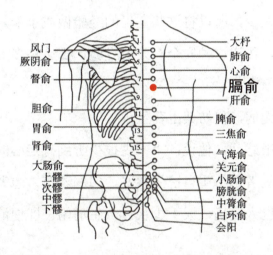

72　中医普及书籍

王社长在雨花寺一上午见证了几十例患者，绝大部分都因灸而改善和好转。七年之病求之于三年之艾！

像这例严重腹痛的患者，一洗冷水，腹痛加重。只是躺着在肚脐上面放了姜片，再放艾绒去灸，现灸现好。抱着肚子来到雨花寺愁眉苦脸的，下山时却笑逐颜开，大步向前。

灸完以后，王社长还看到，喜乐没有忘记给患者一张小纸片，上面印有："寒凝腹痛，隔姜灸神阙，百试百效。"凡夏天吹空调、吃凉饮、吃生果导致腹痛，此法是十治十愈，就是治疗十例，没有一例治不好的。

王社长看到雨花寺的不同凡响，常规的养生机构、诊所、医院，他们只帮患者减少疾苦，治疗病痛，却没有雨花寺王喜乐医生的这种高度，治好病后还将好经验做成纸片，发给好转的患者。

王社长问王喜乐为什么这样做，王喜乐说，医生的愿望就是希望世人少灾无病。但愿人常健，何妨我独贫？医生不怕技术外传，不怕药店没生意，不怕病人少，所以将这些宝贵的经验做成小卡片，让受益的人成为中医普及者，传递这种安全有效的经验，那么许多人就不用来雨花寺了。

但愿世间人无病，何妨架上药生尘。

王社长听后很感动，他说："一生很少听到有走心的话，这番话让我感动。"常规医者都希望自己生意好，门庭若市，患者一波又一波，而王喜乐却希望世人没病，天下少疾，一生清闲。即便清斋淡饭，也很开心。

书囊应满三千卷，人品当居第一流！

这时王社长提出一个请求说："喜乐，我想请雨花寺医方堂将经验汇总，由我们出版社来出版系列的中医普及健康书籍，家庭实用中医养生系列。这样比单发卡片，影响更广。"

读书众壑归沧海，下笔微云起泰山。

王喜乐一听，就喜笑颜开说："求之不得，求之不得。好的经验不正是要通过出版传媒，让更多人受益吗？"

从此王喜乐便开始了整理临床医案，汇编艾灸普及书籍的工作。

73　感冒三穴

时有虚人感冒，天气变化，就喷嚏连连。王喜乐临床上用这种方法治愈了不下百千例。所以总结出艾三穴，顾名思义，每种疾病选择常用的三个穴位，只要点按艾灸，就会提高抵抗力，祛走病邪。

感冒三穴为大椎、风门、足三里。作用是升阳驱风，培土固表。

有个小孩，只要坐摩托车吹到风，都会流清鼻涕、感冒，通过艾灸大椎、风门、足三里，从此不单遇风流涕的症状好了，身体也更强壮了。

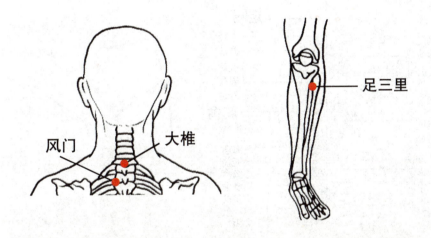

风门　大椎　足三里

使用感冒三穴时要三忌：第一，不可吃生冷之物；第二，不可熬夜、过度看电子产品；第三，不可吃油腻、煎炸之品。

守住三不可，用之无不神。

74　哮喘三穴

常见呼吸系统疾病，最为难缠的莫过于哮喘，特别是中老年人哮喘，

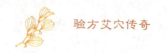
连名医都不轻易治哮喘，因为哮喘很容易反复、治不好，名医就会丢脸。故世传：名医不治喘，治喘丢脸面。

　　一例年高哮喘的老人，他在雨花寺艾灸后，发现之前每年冬天要大喘好几次的，今年居然一点事都没有。原来就是听了王喜乐的建议，冬病夏治，夏天艾灸三个穴位，叫"喘三穴"。第一是定喘，第二是脾俞，第三是气海。

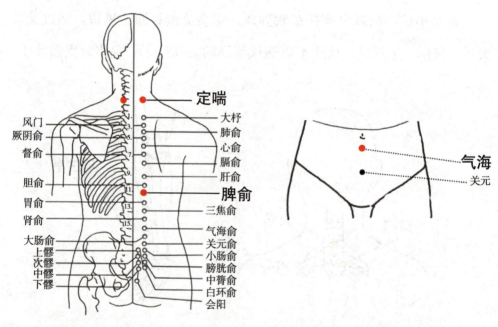

　　定喘能直接治其标，脾俞，土生金，治其本。气海，丹田也，纳气于根，直接治其根。王喜乐用这三个穴位治疗哮喘，没有不好转的。再顽固的哮喘，这三个穴位一出来，边艾灸边按摩，温通经络，呼吸顺畅。真乃气海充足脾俞通，定喘有奇功。

　　这三个穴位组合，大有纳气归田，健脾和胃、消痰平喘之功。如果要根治，还要记住三不可：一不可烦劳伤精，二不可久坐伤肾，三不可多言耗气。《道书》讲："开口神气散，意动火工寒！"

后来王喜乐这个经验普及到了千家万户，许多受益的人群都写感谢信来雨花寺，出版社也收到一批又一批的感谢信。这让许多慢性病患者居家也能保养，一册在手，康养无忧啊！

75　三高病人的保健

时常有"三高"病人来保健，"三高"即高血压、高血脂、高血糖。王喜乐经过多年的研究，发现这个时代病可以用艾灸治好一部分，于是经百千例临床经验，王喜乐选出了"三高"穴：足三里、然谷、三阴交。

这三个穴位，每日艾灸加上点按，可以稳定血糖、血压、血脂、血尿酸。

足三里乃调脾胃消化系统第一要穴，顾名思义，只要点按艾灸此穴，人能轻松走三里路。同时，此穴可以让人善足，就是腿脚灵便，轻身耐老。它是长寿穴、百病穴，是中医穴位里头的百搭，任何穴配它都能起到加强作用；它是人体的粮草穴，能让人精气神足；也是人体的加油穴，运动人员多点按、艾灸足三里，体能会大大加强。

甚至，有民间传说，不灸足三里，不可以为旅人。如李时珍编《本草》、徐霞客探险奥、唐三藏西取经、苏东坡下岭南，这些历史著名人物，没有不懂得足三里的威力的！

然谷穴，顾名思义，燃烧五谷杂粮，它能够燃掉身体多余的脂肪、血糖、血尿酸，它像身体里头的垃圾燃烧站，不但燃烧掉多余的垃圾，还可以产生能量气血、增强身体的力量。所以，常点按搓揉然谷穴，有超强的消脂减肥、除湿化瘀、降解血尿酸的作用。

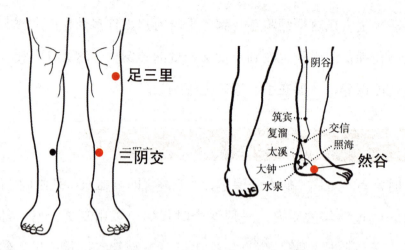

第三个是三阴交，三条阴经在此交汇。它能够调肝脾肾三个脏，凡血糖、血压、血脂偏高，久必损肝脾肾，三阴交就是修复肝脾肾的要穴，每天点揉、艾灸三阴交，能明显缓解三高带来的不良反应，如眼花、耳鸣、胀气、头痛、口苦咽干，腰酸背痛等！

三阴交这个穴位的本事很大，它像地铁里三条线路的交汇，可以通往五脏六腑，调理十二经络，恢复四肢百骸功能。它的功能地位，一点都不亚于足三里，甚至王喜乐还推广了搓三阴交抗癌成功的大量经验。虽然小小的穴位手法，却隐藏着妙不可言的效果。

有一例高血压、眼珠胀的患者，通过点按艾灸这高三穴，居然一一治愈，连降压药都不吃了。这三穴联合的效果，绝不是单一穴位能比的，三个臭皮匠顶个诸葛亮，何况是三个诸葛亮，那真是翻天覆地、不一样啊！

所以碰到疑难杂病，王喜乐喜欢合穴。所谓合方治疑难，合穴治顽疾。强强联合，所向披靡！

76 "三低"病人的要穴

世间有高就有低，就像有山就有谷，有头就有脚，有上就有下。如果碰到低血压、低血糖、贫血怎么办？这叫"三低"，在贫穷落后的地方，人们营养不良、劳累过度，有很多"三低"的病人。

有一例头晕眼花、少气乏力的低血压、低血糖患者，手脚都发凉。王喜乐教他喝点姜枣茶，手脚才开始暖洋洋，然后教他艾灸"三低"穴：脾俞、气海、百会。

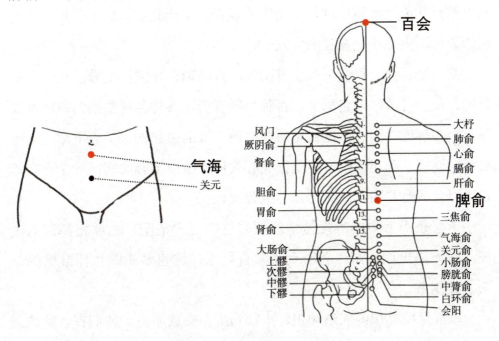

这三个穴，像鼎的三脚一样，分别在人的后、前、上，脾俞调脾胃，脾胃乃气血生化之源，气血源源不断从这里消化运输、生成，它能补充人体气血，是气血产生之源。气血足，手脚自然暖。古代医家写《脾胃论》，运用的就是持中州、灌四旁的道理。

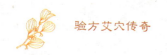
> 中焦气血足，四肢百病除；
> 中焦气血虚，周身百邪欺。

第二个穴是气海，在脐下，它能够让人息必归田。气能生血，它像厨房里的煤气瓶子，只要往瓶子充够气，家里的火力能量就源源不断。

所以气海穴是人体的煤气罐，专门将气存在那里，是气之根，专治一切气虚、气少、神疲乏力，气力不及，脱力，气不够用等病。养生家有言"气气归脐，寿与天齐。"就是尽终天年，度百岁乃去。上古之人利用按摩艾灸气海而年过百岁动作不衰者，不计其数。这不单是一个治病的要穴，更是一个强壮的宝穴。

第三是百会，百会可以生发阳气，升清阳，使清气上升，让人耳聪目明，反应灵敏，顾名思义，百种技能皆会，各种各样复杂的东西都要靠百会去疏理。因此，低血压、低血糖、贫血引起的记忆力下退、老年痴呆、健忘、眼花耳鸣、嗅觉失灵等人体灵敏性下降的病，一个百会搞定。百会就是聪明穴、灵巧穴、机智穴！

王喜乐用手中的笔慢慢地注解着这些三穴搭配，能够将高深的医理，深入浅出地注解，普及到平常百姓家，这也是中医传播继承的一项重要使命。

以前这些高深的穴道知识，大都为王公贵族服务，他们有条件请到高明的医生，而今王喜乐选择用大白话形式，将穴道奥义阐释得淋漓尽致，雅俗共赏，更加接地气，让普罗大众一看就懂，一用就灵。真是治人一时以艾条药物，保人百世必以经验、书籍。

王喜乐的这个三高穴与三低穴的总结与解说，居然很快获得北京养生栏目的邀请，并且专门做这方面的养生节目，这是后话。

王喜乐被请到电台录制节目，千家讲坛传播中医，许多养生杂志、中医药报都在刊登他这些简单易懂、普及便民的宝贵经验。

77　冠心三穴可救命

一位出租车司机突发冠心病，他平时有在喜马拉雅听王喜乐医生的穴道音频。喜马拉雅是一个音频传播中心，许多精彩的讲论在上面都可以直接收听，而且有大量的课程都是免费的。

出租车司机听到冠心三穴，就是：内关、膻中和心俞，这三个穴位，可以拓宽心胸容量，宁心安神、活血化瘀，温阳益气。当时司机开车突发心绞痛，赶紧停下，一时叫天，天不应，叫地，地不灵，嘴唇发青，面色煞白，连点按的力量都没有。

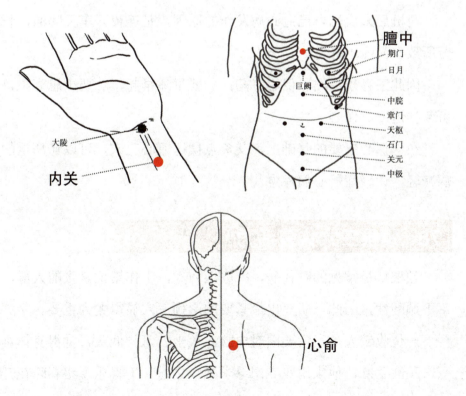

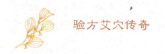

他就以随身抽的烟代艾，用最后的力量点燃，把烟放在内关处，烤内关穴，烤着烤着呼吸就顺畅了，乌黑的嘴唇转红润，惨白的脸色开始有血气，最后完全没事了。他非常感恩，特别开车来雨花寺，要见一下自己的救命恩人。

王喜乐讲过，心胸内关谋，所有心胸的疾病，如心慌胸闷、嗳气呕吐、晕车病症，可以在内关上面点揉、艾灸、针刺。它是内脏的关要，它能宁心安神，疏通心脉，令扭曲、绞痛的心脏恢复放松、舒张。

而膻中穴在双乳之间，它能让心胸、呼吸顺畅，它能让人气足，微笑。这个穴位能够治疗抑郁症，百脉郁痹寻膻中。而心俞这个穴位最靠近心脏，艾灸心俞直接补心，治疗各种受寒性绞痛，它相当于桂枝汤，瓜蒌薤白白酒汤。

司机后来反思自己冠心病发作的原因，是连夜开车又喝酒，长期疲劳所致，又睡不好觉。

因此王喜乐总结出保心三药：一要早睡早起，二要少思寡虑，三不可劳损过度、伤心。

在这保心三要的基础上，艾灸点揉这冠心三穴，可以让严重的冠心病减轻，让轻症冠心病痊愈。

78 颈椎三穴恢复活力

颈椎病是常见的时代病，家庭压力大，工作繁忙紧张的人群，大多落下颈酸症，因此，研究出最紧要的治颈三穴显得尤为重要。

一位收银人员，常要面对电脑、久坐、弯腰低头，觉得身体难以承受，颈酸手麻，他来雨花寺想寻求减轻之道。王喜乐观察春暖花开，万物柔软，天寒地冻百花杀！僵硬乃阳虚阴盛之象！

王喜乐用笔画出三个穴位：

第一个是大椎，专治疗一切风寒湿冷，伤到肌表。大椎，顾名思义，此穴力量大，能驱逐一切风寒湿，也是颈部最关键的转摇之处，如同蛇的七寸，这一穴位的选择叫作射人先射马，擒贼先擒王。大椎艾灸通畅，整个后背都会放松，它是整个后背穴位的总开关。

第二个是心俞，心脑相连，心脏的气血通过颈到达脑部，心脏疲劳，颈就会酸。艾灸心俞，能够强心通颈，而且，心主血管，颈部会酸楚，跟颈部的血管扭曲、不够通畅有关。艾灸心俞，可以使心脏疲劳恢复，周身疲劳都减轻。因此，劳心劳神之人，多晒背、艾灸心俞，很快可以缓解紧张疲劳。况且，《黄帝内经》讲，诸痛痒疮皆属于心。艾灸心俞可以缓解颈部僵痛。

第三个穴位叫作太溪，在脚踝下面。根据反射疗法，脚脖子通颈脖子。中医穴道学有种说法叫太溪固肾水，艾灸太溪能明显让肾阳生阴长，那些颈椎僵硬的人，大多脚踝也不太好使。同样，老容易崴脚的人，也提示他颈椎不太好。

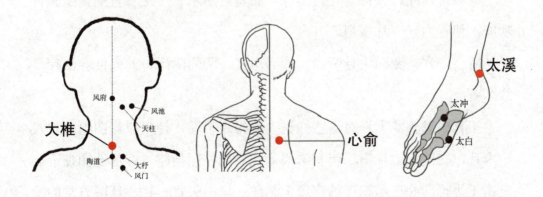

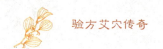

颈椎是由筋骨构成，太溪助肾水，肾主骨，太溪这个穴位对于颈椎骨节响效果好，一艾灸就明显减轻，症状消除。

王喜乐将颈三穴（大椎、心俞、太溪）教给这位患者，灸了不到一周，通身便恢复活力，颈僵颈痛消失。古中医认为僵硬多为寒，如大自然中的万物，寒则硬邦邦，温则柔软，草木皆春生柔和，秋凉则僵。李时珍说，艾灸乃新制春生之气！专治一切僵冷之疾,转肃杀之气为融和！这可是千锤百炼的经验。

79 简单易懂的补肾三穴

若人衰老肾先虚！

中老年人有不少有眼花耳鸣的。有位耳鸣的老阿婆，高兴地来道谢。原来她艾灸了肾俞、听会以及足三里后，耳朵不再像蝉鸣那样嗡嗡作响了。

为何这三个穴相当于杞菊地黄丸加补中益气汤呢？

肾俞就是补肾要穴，肾开窍于耳，一味肾俞，即肾气丸也。

足三里，补脾胃要穴，乃土经土穴，能补中益气。

《黄帝内经》云："九窍不利，肠胃之所生！"足三里能调整肠胃功能，使听力好、耳疾消。

听会一穴，专门主导听力，顾名思义，听闻障碍，此穴便会治疗，故名听会。

王喜乐恐普罗大众对这些知识理解得还不够，便采取彩图绘画三穴小卡片，在图纸上标出，使有常规病症者能按图指路，好像地图在手，走路不忧也。并在雨花寺的广场上制作一排中医宣传栏，让医方堂的绘手定期在上面板书彩绘中医知识，使得广大香客入寺门便能有所获。

　　这种图文并茂、开创性的普及艾灸穴位的方法，大受老百姓欢迎，老百姓不管三七二十一，要简单易懂，拿起来一用就有效，他就会成为中医的粉丝，说中医的好话，传中医的案例。

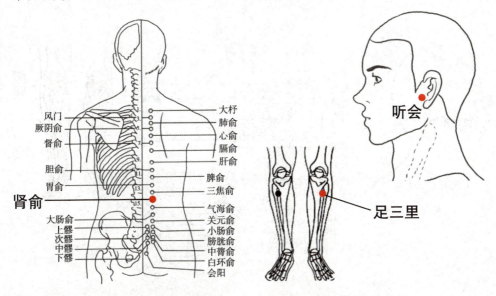

80　眼三穴恢复视力

　　又有一例老阿公，眼花，晚上都看不清路，腰酸，膝盖也软。

　　王喜乐教他艾灸三个穴位：

　　第一个是翳风穴，这个穴位专门治疗眼睛为邪风所翳胀，以及迎风流泪。

　　第二个穴位是肝俞，肝开窍于目。肝俞可以补肝血，养肝筋！

　　第三个穴位是双膝眼，就是内外膝眼。中医认为膝眼通眼珠，老人家所有眼睛功能障碍，几乎都跟膝盖功能下降有关，膝盖劳损会影响到一个人的视力，这是中医的理论。中医叫肝开窍于目，肝主筋，膝为筋

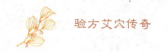

之府。三句话就将治膝盖能恢复眼睛的道理讲清楚了。

王喜乐用这眼三穴（翳风、肝俞、双膝眼）治疗各类眼疾，无往不利，效如桴鼓。

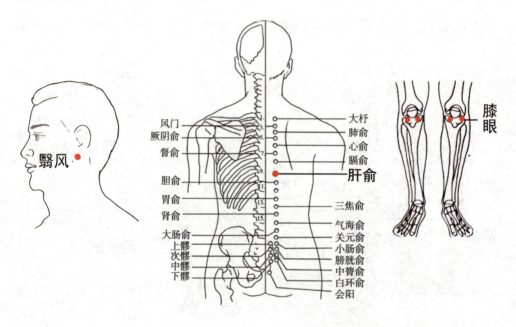

王喜乐还说："学校里做眼保健操，如果能够多从眼睛、头面以外的穴位下手，比如拍膝盖，按揉手指脚趾，可以更快达到恢复眼疲劳的效果。"

因为王喜乐是个喜欢研究的人，他让十个眼部疲劳的患者随机分为两组，一组用眼保健操，一组用中医传统理论指导的眼保健操，不单做眼，还做背、做膝盖，结果显示第二组效果更好，并且第一组做完眼睛疲劳恢复不了的，第二组很快就恢复了。

而这位老人在经过一个月的艾灸后，居然眼睛不再易累，晚上也不怕走夜路了。艾灸精准穴位，确实有恢复视力、缓解视物疲劳之功效也。

81 鼻三穴治顽疾

现今的空气不太好，城市不如农村，平原不如山里。许多慢性鼻炎患者，严重时会感到头痛眼花，不能工作，十分痛苦。因此，研究出最有效的鼻三穴，便是对现代人民最大的礼物。

一位慢性鼻炎患者，记忆力下降，打呼噜、头晕，一个呼吸不利，导致百病丛生，严重时连饭菜香味都闻不出来，他因此很沮丧。

王喜乐拿出艾条来，鼓励他说："亚圣孟子讲：'七年之病求三年之艾'，这就是三年陈艾，它能芳香开窍，希望能将你的顽固鼻炎治好。"

于是教他艾灸印堂、迎香以及肺俞，中医认为印堂主光明，迎香直接通风透气，迎接所有气味，肺俞是肺主皮毛呼吸，开窍于鼻的地方，它可以补肺通窍，保持呼吸道顺畅。

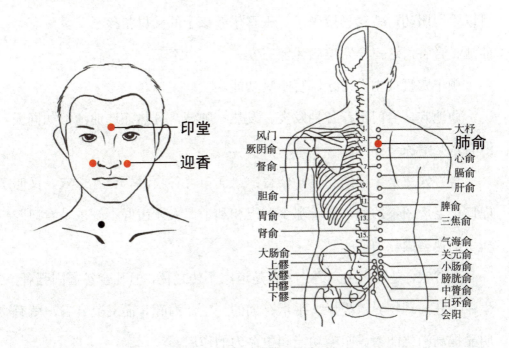

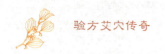

结果第一次艾灸，多年阻塞的鼻窍竟然打开来，像向日葵遇到太阳一样开放了。从此他喜欢上了艾灸，不到一个月，便告别了多年的鼻炎。那些头痛、鼻塞、记忆力下降、呼吸不畅等症状都烟消云散。

他高兴地前来拜师，要跟王喜乐学医。王喜乐说："学医要先背百篇古文。"他信心满满地说："老师讲的一定是正确的，我就先背吧。"于是从《医家座右铭》《大医精诚》《伤寒论序》等百篇古文开始了。而且他感受到，艾灸好了鼻炎，记忆力都远胜过以前。

82 牙痛三穴利益大众

所谓牙疼不是病，疼起来要人命。王喜乐常碰到有各种急慢性牙痛的患者，虽说牙痛没有包断根的特效药，但还是有可以缓解的方法的。

一个小孩，牙齿痛得流眼泪，听说要打针吃药，死活不干，但听说可以不用服药，就欢喜接受了。王喜乐教孩子的父母帮孩子艾灸颊车、曲池、合谷，这三个穴位叫牙痛三穴。

颊车穴直接主上下牙，管咀嚼功能。

曲池穴，专门治疗各种发炎、发热、肿痛，凡热症选曲池，如同天池有水必清凉一样。

合谷穴更是牙痛的克星，俗言："面口合谷收。"合谷一穴，又叫虎口，老虎凶不凶猛，就看那个嘴巴和利爪，人牙齿好不好也是看口腔和手的抓握固能力。

合谷穴，是四大主穴之一，它是道家不传之秘，但凡合谷握固强者，生命力旺。动物界，齿牙、手爪有劲的，生命力旺！而艾灸合谷，就有明显提高消化能力、咀嚼功能和生命力的作用。

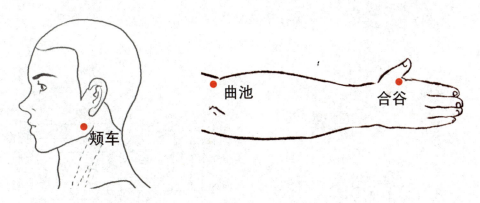

这三个穴位才艾灸不到半小时，孩子的牙就不痛了。后来，王喜乐这个牙三穴居然又登报了，因为确实可以解决牙疼问题。

83 咽三穴消炎止痛

时常有扁桃体发炎的患者来到雨花寺。咽喉一发起炎来，吃饭都难受，刚开始进餐是苦的，现在吞个口水都是苦的。特别是有些咽炎还转为慢性，缠绵日久，更是让人心烦头疼。

常人认为艾灸只能治寒证，其实各种慢性炎症，免疫力低下的，艾灸更是克星。别认为炎症一定是火，它是火分布不均。艾灸可以让周身气血对流，能量重新分布均匀，局部的郁结、炎症、肿痛会一一烟消云散。

有个咽喉肿痛患者来雨花寺时，王喜乐信心十足，找出了少商穴，这是咽病第一要穴。少商放血，几乎可以立马让咽喉肿胀得到疏解。

然后是肺俞穴，肺管咽喉。

最后才是一个引火下行的穴，叫涌泉穴。涌出了泉水，便能清火消炎，而且上病下祛，引气下行。结果患者就艾灸了两次，咽痛好了，吞咽也不梗阻了。

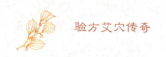

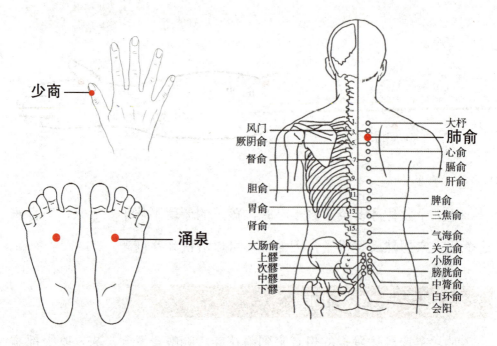

少商

涌泉

风门
厥阴俞
督俞
胆俞
胃俞
肾俞
大肠俞
上髎
次髎
中髎
下髎

大杼
肺俞
心俞
膈俞
肝俞
脾俞
三焦俞
气海俞
关元俞
小肠俞
膀胱俞
中膂俞
白环俞
会阳

　　这种自然疗法大受老百姓欢迎，甚至有媒体来到雨花寺，准备联合王喜乐出艾灸杂志或艾灸报纸、期刊。大家都知道，中国五千年中医是智慧的结晶，艾灸更是结晶上面最为璀璨的一颗明珠。

　　好的胃，是三分治七分养！吃少点，慢点，软点，淡点，暖点，便是养胃之法！同时中医讲木克土，木主情绪，土主消化，即情绪克消化。人情绪化必影响消化！故安心进餐大养胃，烦恼吃饭即伤身。

84　胃三穴解多年苦痛

　　所谓十人九胃病，慢性胃炎的患者越来越多，紧张的生活、工作节奏，不规律的饮食是胃炎的主要原因。西方医学认为胃炎是幽门螺杆菌引起的。王喜乐却笑着说："我治疗所有胃炎，都可以不用杀菌，大部分都有明显效果。"

比如这例慢性胃炎的老教师，连吃饭都带着胃药，胃痛起来六亲不认，万念俱灰。稍微吃到不干净的东西，比指南针还准，立马脸色发青，胃拘挛疼痛。

他第一次听说艾灸能治胃痛时，半信半疑，看到不少同事在雨花寺治好了，便前来求医问药。

王喜乐就教他胃三穴：胃俞、中脘、足三里，每个穴位艾灸二十分钟。这三个穴位灸完，可以增强胃蠕动，调动周身力量去修复胃。才灸第一次，他就不反胃了；灸第二次，他觉得胃口变大了；灸第三次，胃药都不带了。

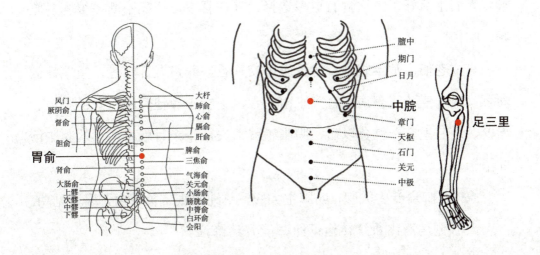

他不解地问："王医生，不是说胃炎要杀幽门螺杆菌吗？你根本没让吃药，我的胃怎么就好了？"

王喜乐说："这是中医经络穴位学，小小的穴位像开关一样，它管的范围还挺广的。像胃俞，能让拘挛的胃放松。你发现，人在劳累时，只要叫人帮忙推一下背，胃就舒服多了。有些人累了吃不下饭，帮他

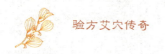

推背推完胃俞以后，吃饭都香了，胃口更棒。艾灸胃俞、中脘、足三里，可以散寒止痛，健胃消食，行气降逆，它的好处远远超过我口头言语的描述。"

这位老教师不禁鼓掌，说自己教书多年，对基本的中医知识都不懂，愧为人师。如今幸好碰上良医，将这道理讲破，才解除了多年胃受罪的苦痛。

85 腹三穴

中老年人有许多消化不好、腹胀的，吃消炎药，肚子吃凉了，又更胀。人们生活好了，饮食有更多选择，红白喜事，应酬不断，很容易吃坏、吃伤肚子。

有位老伯，常年腹胀，各种腹可安、香砂养胃丸都吃过，短期疗效尚可，但一停药就犯病。直到来雨花寺，王喜乐教他灸腹三穴：脾俞、天枢、足三里。一艾灸以后，腹胀感就消失，一个月就将多年的腹胀治好了。

原来，脾俞专主大腹，叫脾主大腹，单纯腹胀艾灸脾俞，现场见功。

天枢更是消化系统转运枢纽，能升清降浊。

足三里乃是腹病必效穴，总之，大腹的疾病，足三里就一定有效。因此，《四总穴歌》讲："肚腹三里留。"讲的是各种胃肠疾患，别忘了足三里。足三里乃肚腹病首选。

这组腹三穴一经推出，便风靡寻常百姓家。因为，家家都会有吃伤的人，伤重伤轻而已，户户都会有消化不好的人。王喜乐还教患者加强艾灸腹三穴，就是用风油精或者活络油涂在穴位上艾灸，借助药油跟艾条的温度，强强联合，更能补脾益胃，行气活血。

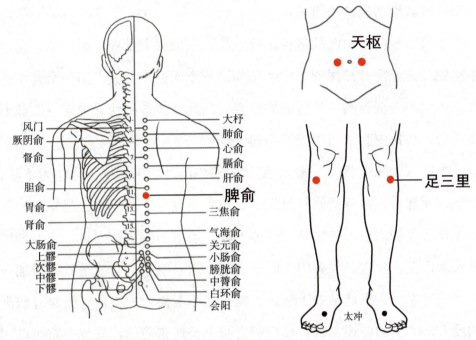

风门　厥阴俞　督俞　胆俞　胃俞　肾俞　大肠俞　上髎　次髎　中髎　下髎

大杼　肺俞　心俞　膈俞　肝俞　**脾俞**　三焦俞　气海俞　关元俞　小肠俞　膀胱俞　中膂俞　白环俞　会阳

天枢　足三里　太冲

86　溃疡三穴

　　上班人群工作紧张，容易导致胃肠痉挛，甚至溃疡、发炎。有位电信局的主任常年跑乡村，三餐不安，身上都带着胃药，一不小心就胃溃疡发作疼痛，根本耐不了喝酒应酬。他感叹说："不怕任务重，就怕身体吃不消。"

　　他听说了雨花寺有个神医，就来到雨花寺求治，王喜乐教他溃疡三穴，这可是中医现代化的一项成果。西方医学检测出来的溃疡、溃烂，中医艾灸三个穴位，就容易愈合，即中脘、内关、足三里。

　　电信局主任刚开始半信半疑，后来一灸这三个穴位，口苦反酸的症状没了，胃嘈杂难消化的感觉也消失了，多年带身的胃药不用再带了。

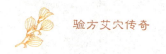

他也是高级知识分子，就携来重礼，有潮汕的凤凰茶，春之润岳泉轩的名茶，请教溃疡痊愈的道理。

王喜乐说："中医的这种治疗方法，在世界上是独一无二的，而且中医的理论，简朴却深刻。中医选择这三个穴位来艾灸，第一个是中脘穴，中脘，专调胃肠，是脏腑的腑会，六腑功能紊乱就寻中脘。四肢形体乏力，也找中脘，它相当于小建中汤。"

中医认为脾主肌肉，属土，所谓的溃烂就是肌肉组织生化能力下降、受伤，而脾胃就是专门修复溃烂的。脾胃土气足，溃疡很快就修复。正如土厚水美的地方，植物特别茂盛一样。所以中脘这个穴位，它专能生肌长肉，艾灸此穴，大有阳生阴长之功。而且脘字，它就是月肉旁加一个"完"字，意思就是中土气足，肉可以不断修复完美，它是修复肌肉的要穴，一般的劳损、跌打伤，或者身上长斑带疤的，艾灸中脘可以明显修复伤疤，促进愈合，并且不留下后遗症。

曾经有一起交通事故，患者粉碎性骨折，恐怕留下后遗症，艾灸中脘三个月，遍体鳞伤居然恢复正常，中脘真是修复身心、使人脱胎换骨的要穴啊！

至于内关，它就是专门管胃、心胸痛症，溃疡一受刺激就会疼痛，内关能够止痛。溃疡有炎症，内关可以清火，能够源源不断地将内在的浊阴往下肃降、关闭。

而足三里，更是土经土穴，健脾生血，让精、气、神三宝充足、理顺。

三个穴位一合用，溃疡的痛能降服，溃疡的烂肉能生长，溃疡的疮面能完美修复。

王喜乐凭借这组溃疡三穴，不单可以治好胃肠溃疡，还能治好口腔溃疡，甚至对一些中风偏瘫身体长烂疮、褥疮的，居然也大有帮助。

　　之后王喜乐用一千例溃疡艾灸治愈的病例写了一篇论文《艾法生肌长肉治疗溃疡之浅见》，获得了国家奖励，也普及宣扬了艾灸这一中医民间疗法的魅力。

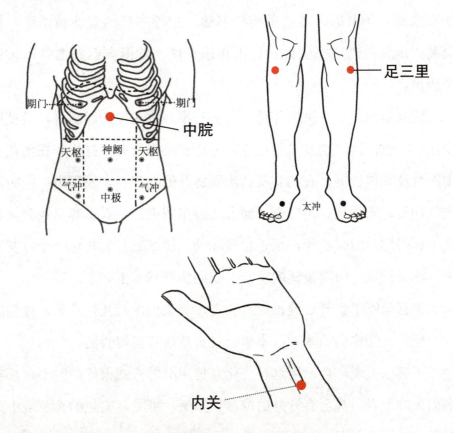

87　肝三穴推陈出新

　　王喜乐有买书的习惯，他自中学开始，就非常喜爱藏书、看书。曾经爸妈给的伙食费，他都节约下来买书。虽然家庭不算清贫，有一定的余钱，但时常因为购书而不够用，他宁可少购衣服，少买名牌的鞋，穿着十多块钱的布鞋，也要多买几箱书。甚至他自写了买书诗：

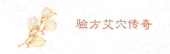

> 衣食住行惜钱财，独遇好书眉眼开。
>
> 纵使暂饿一两顿，也要将它买归来。

王喜乐现在是四书乡的名人了，他每个月都有去逛书店的习惯，这次来到新华书店，准备采购些书籍，招呼书店的营业员结账，营业员高兴地说："王医生好。"王喜乐一愣，觉得自己好像并不认识这个店员。

营业员说："王医生你是贵人多忘事，我多年的脂肪肝，尝试过不少疗法，有一次陪朋友去雨花寺，见你在忙也没有多打扰，在雨花寺的中医普及宣传栏上，看到有艾灸治脂肪肝的知识，上面写道：脂肪肝三穴，期门、阳陵泉、足三里，而且还画出图来，一看就容易找到。我对这个感兴趣，回来心想，反正也没坏处，试试吧。怎知这一个月艾灸下来，浑身舒服，医院最新的检查，我脂肪肝基本上好了。"

王喜乐听了也开心地说："灸者，灸火也，乃久恒功夫。你们能专注、坚持，是你们的本领、本事，艾灸是很考验耐心的。"

王喜乐发现，自己用这种文化宣传中医的方式很好，时不时都有慕名而来的患者，甚至有意外的惊喜、案例。可见，文化的普及是中医弘扬发展的重要基石。

比如这脂肪肝三穴：

期门乃肝经募穴，可以恢复肝功能。阳陵泉，是胆经合穴，合主逆气而泄，所有浊阴上逆，都可以取合穴把它顺降下去，合穴就像百川归海那样，阳陵泉用得好，不单能降胆固醇，减轻脂肪肝，还有助排胆结石。足三里，顾名思义，走三里远轻而易举，此穴乃大力穴，是从头到脚力量的体现，足球运动员灸足三里，腿脚会更轻便。办公室久坐人群灸足三里，少腰脚疾。身体有代谢产物排不干净，如脂肪、水湿、瘀血，艾灸足三里，这些水湿和瘀血像长了脚一样，纷纷四散逃走。所以足三里是扶正祛邪的要穴。

这个脂肪肝三穴，兼顾了肝胆、脾胃。那些做肝胆脾B超发现一些病理产物的患者，按摩艾灸脂肪肝三穴，都能明显加强推陈出新之效。中医的说法叫：疏肝解郁，利胆行气，补虚通络，活血化瘀。

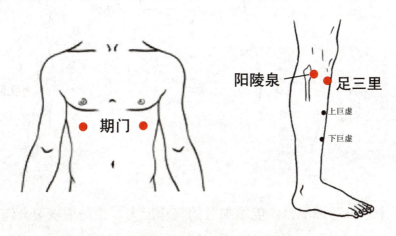

88　慢性腹泻三穴

王喜乐喜欢养花，他写过一副对联：养花种树得春气，听水看山生妙心！

这次他要下山采购点桂花，雨花寺的后山，多种植桂花，人们进去后闻到香味会很放松。

桂花广受人们的喜爱，有个成语叫"丹桂飘香"，原指桂树开花，香飘十里，名动千乡；后来比喻诗礼之家，子弟有出息；现在形容事物出名，人人都知道。

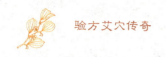
甚至古代传说蟾宫折桂，比喻状元及第，学问、事业夺魁，民间更把桂花美誉为早生贵子、品德高尚、飞黄腾达、友谊长青、富贵吉祥以及名动天下等。

王喜乐到四书乡的花木场，花木场的老板喜笑相迎，原来他的慢性腹泻就是用雨花寺的艾条灸好的，用的就是慢性腹泻三穴：肾俞、水分、上巨虚。

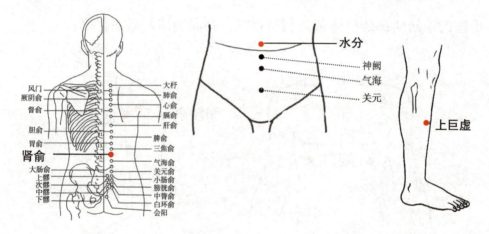

这三个穴位巧妙配合，能增加肾的气化能力，使肠道水湿分流，保持肠道处于清虚状态。王喜乐用这三穴治疗慢性腹泻，百用百效，得心应手，所以这是十足的干货。

花木场的老板听说桂花是要送到雨花寺，一分钱都不敢收，说雨花寺大恩大德，回报都来不及，哪敢收钱？

很快，雨花寺的后山几百棵桂花就香满山头，游人所到之处，无不心旷神怡。王喜乐题桂岭联：

> 丹桂有根，唯植读书门第，
> 黄金无种，偏生积善人家。

89　便秘三穴

市里的电视台台长亲自来请王喜乐，希望他能够到电视台做养生节目，分享多年艾灸经验。正巧台长有多年的便秘，他也想要试试。

王喜乐就照着中医普及宣传栏上的便秘三穴，来帮他艾灸，分别为支沟、照海、大肠俞。

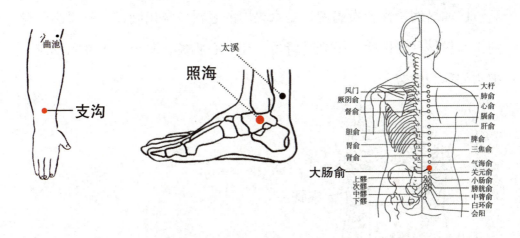

在中医穴道学里，支沟、照海治便秘，没有穴位能超过它们，它是专用穴、特定穴；而大肠俞更能增进大肠的蠕动力。结果灸了不到一周，台长就不用再吃治便秘的药，便秘自动就好了。这三个穴位能够通秘结，降浊气，效果是杠杠的。

由于电视台的台长现身说法，使得艾灸在电视节目中广受欢迎，王喜乐更感受到，中医的普及不但需要临床能拿得出手的干货、经验，也需要在讲台上能够讲论、传播的人才。他心中有一个计划，就是专门要成立团队讲论中医，因为讲论得之最速。

通过讲论的方式，人们得到的知识是最快速的。

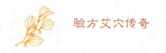

修德讲学，夫子之志！

90　虚劳三穴

疑难病非常多，层出不穷。艾灸的好处就是它治病必求于本，本就是脏腑、气血、阴阳。它是通过强壮脏腑气血而达到愈病的效果，用俗话讲：一个人强大了，不需要通过打架，也没有人会欺负他。

比如这例慢性肾炎患者，是水果店的老板，早出晚归，劳累出一身病来。像这种慢性病，不光是肾炎，还有心肌炎、肺炎，王喜乐都统一把它们称为虚劳。

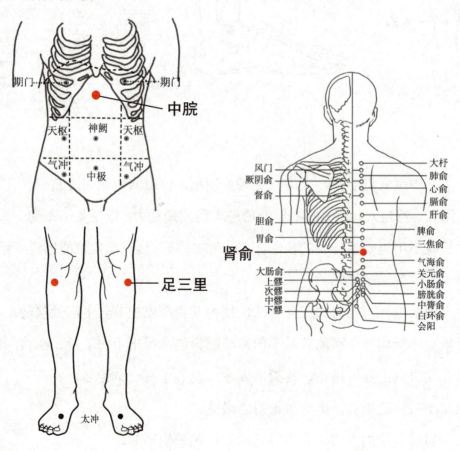

因此，他用虚劳三穴：中脘、肾俞、足三里。中脘提高消化能力，肾俞提高造血能力，足三里恢复体力。气足百病除，气虚万邪欺。慢性病恢复体力是关键，不治好体虚，要想治好病就遥遥无期。

这三个穴位能健脾补肾，升阳除湿，强肌健力。水果店的老板在卖水果之余艾灸这三个穴，结果蛋白尿没了，肾炎也康复了。

91 头痛三穴明目止晕

中医的普及，一要传统化，二要现代化！深入经典，利用现代媒体科技弘扬中医，讲论岐黄之道，亦是现时代的伟大使命！

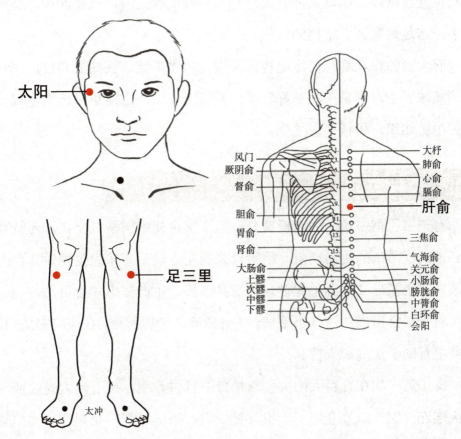

太阳

风门
厥阴俞
督俞
胆俞
胃俞
肾俞
大肠俞
上髎
次髎
中髎
下髎

大杼
肺俞
心俞
膈俞
肝俞
三焦俞
气海俞
关元俞
小肠俞
膀胱俞
中膂俞
白环俞
会阳

足三里

太冲

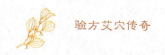

王喜乐每周会在市电视台分享一节养生课，这周讲的是头痛。头痛病因常分为外感风寒、七情内伤、体虚清阳不升，还有跌打、瘀血。但无论何种头痛，治法都离不开行气活血，升清降浊。

所以王喜乐将这三个穴位，称为头痛三穴：太阳穴、肝俞、太冲，可以帮助大量新旧头痛患者解除头痛。

太阳穴，近头部，大有离照当空阴霾散的美意。

肝俞，在《黄帝内经》讲，肝气通于头。肝是主谋虑的，人头脑是主思虑的，用好肝俞，能够让头脑清明。

而太冲在脚下，上病下取，人太激动、冲动，很容易气火上头，这个穴位就能顺降。同时太冲有美意——一种太和之气，气血冲和，百病不生。这是道家医学常用的穴位。

有大量的粉丝都写信给电视台反馈说："灸完这头痛三穴后，平时的头痛减轻了，头晕头胀都好转了，希望王喜乐医生能更多地上电视台介绍中医知识，传播中医文化。"

92 落枕三穴

有一家巨型玻璃厂的老板曹总，他不仅重视中国传统文化，还特别关心玻璃厂员工的生活质量，他亲自来雨花寺请王喜乐先生到他几百人的玻璃厂去指导艾灸养生保健。员工身体好，生产效率才会更高。

对于平常出现的这些小毛病，艾灸能够像扫地那样，很快将它清除。艾灸更有助于亚健康人群。

喜乐第一次在几百人的大会堂拍摄节目讲养生，想不到大受欢迎，掌声连连。他一口气介绍了十组常见三穴，每一组都广受欢迎。比如落枕三穴：第一穴是手上落枕穴（外劳宫穴），第二穴是天柱穴，第三穴是大杼穴。

这三穴艾灸下来，十有八九的落枕灸完就好了。王喜乐点燃艾条现场实地操作，给有些落枕患者当场艾灸，边灸边好。脖子转摇不得的，灸完后就恢复，转动灵活，会场响起阵阵掌声。

而王喜乐更是感受到多年临证的好处，所谓"熟读王叔和，不如临证多"。如果不是积累了成千上万个案例，他踏上这几百人的讲台不会这么轻松自如，发挥也不会这么自在，真是台上三分钟，台下十年功啊！

而落枕三穴，分别是手上的落枕穴，能纠正颈背，放松肩颈；还有后脑的天柱穴，能够正颈；以及大杼穴，它是骨会，能够让骨头有力。常言道：颈背痛，寻大杼，便是这道理。

三个穴位组合，可以缓急止痛，行气活血，疏肝解郁。

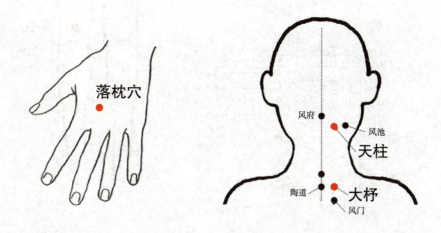

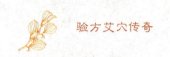

93 阿是穴治急性腰扭伤

在玻璃厂的讲课过程中，还有急性腰扭伤的患者现场问怎么办，王喜乐说："这个不难，古代叫劳伤、岔气。先让腰痛患者躺在床上，用手指按后背最痛的地方，那个地方就叫阿是穴。"病人被按到会叫一声"啊"，王喜乐说："就是这个穴"。

这是孙思邈最擅长用的穴位。每个急性腰痛者的阿是穴都是不一样的，集中艾灸阿是穴，然后腰部放松以后，再艾灸肾俞，因为肾主骨，主封藏，艾灸以后可以巩固疗效，防止再伤到。最后艾灸委中收尾，《四总穴歌》叫："腰背委中求。"

整套操作不到十五分钟，玻璃厂员工原本是因腰痛扶着腰的，居然大步走起来，没感到半点痛感，还啧啧称奇说："真神呐，真神呐！"

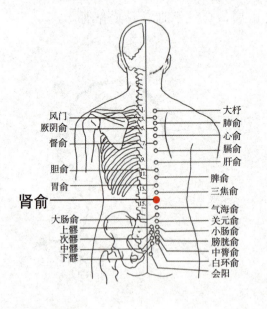

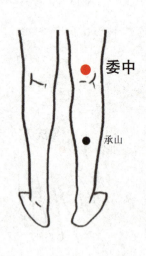

94　肩周三穴

在玻璃厂的员工大会上，有位部门经理由于劳累过度，胳膊居然举不起来。王喜乐说："这个好办，现场可以让你的手更加灵活。"

这位部门经理努力举，才能举平。王喜乐拿出艾条，对着众人说："这叫肩周三穴，随灸随放松，现场见效，如同打鸡蛋见蛋黄，大家都拭目以待。"

王喜乐说："肩周三穴为曲池、肩髃和肩阿是穴，就是肩部去点按最痛的那个地方。所谓通则不痛，痛则不通。"李时珍曾高度赞扬过艾法："灸诸经而百症解。"就是艾灸的气通达到各经络，各种病理产物纷纷都消散了。

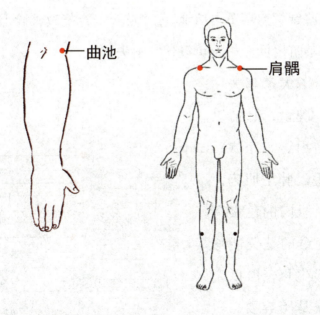

王喜乐边灸边解释："这肩周炎叫冰冻肩，又叫五十肩，表面上是寒气入体，实际上是阳气不济，阳气一足，就不硬邦邦了。《内经》叫：

‘阳气者，精则养神，柔则养筋。’艾火的阳气，能够让筋骨更加调柔，如同春天的阳光可以让草木柔和。又称之为春阳融雪治冻肩！"

这番比喻大家听了都如痴如醉，非常明朗。中医的普及需要这些比喻的方式，让老百姓、普罗大众一听就明白，一用就能深刻体会。

艾灸不到十五分钟，部门经理额头上汗都出来了，他的手居然举过了头顶，一下子全场欢呼。部门经理笑着说："我绝不是托啊。"原来中医艾灸治法也可以像变魔术那样，在盏茶杯酒之间解除苦痛，恢复自如。

95 青春耐老三穴

又有一位脸上长黄褐斑的妇女，她举手问道：脸上长斑，艾灸会好吗？王喜乐在答疑解惑环节自信地说："艾灸一定能改善脸上的黄褐斑。不属于这个年龄阶段的，一定可以让它消失。"

于是讲出了大家都关注的消斑三穴：脾俞、肺俞以及大椎。为何用这三个穴？因为肺主皮毛，脾主肌肉，斑就是皮毛、肌肉的色素沉着，肺俞、脾俞的艾灸能够让肌肤有明显生机，所以说肺俞、脾俞就是美容要穴。至于大椎这个穴位，可以发

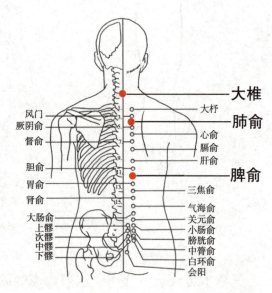

汗解表、清热解毒、活血化瘀。王喜乐凭借这消斑三穴，居然不用任何

外敷祛斑的药，也不用去碰那个斑，艾灸完后阳气足，自动推斑外出，这叫推陈出新灸法。

由于消斑三穴有让人恢复年轻之功，所以又名青春耐老三穴。

96 痤疮三板斧

又有一位年轻人问痤疮怎么办？

王喜乐说，痤疮治疗有痤疮三穴，痤疮的治疗还是要注意病从口入。中医可以不碰脸，便能治好他的痤疮。

这痤疮三穴分别为：丰隆、合谷、血海。这三个穴位超级有效。丰隆本来就是治痰要穴，它一语双关，顾名思义，凡病理产物丰满隆盛突出的，或者占位性病变，如囊肿、结石、息肉，日丰夜隆，长势猛烈，只要努力地点按艾灸丰隆穴，便可以止住这种狂生野长之势。

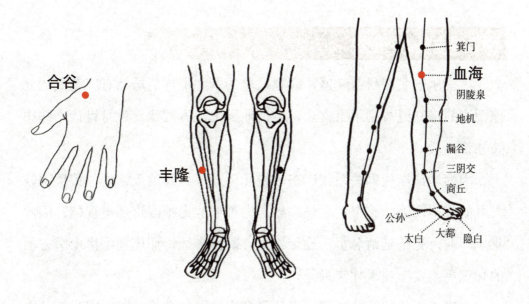

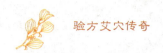

这个小穴位，却隐藏着克癌的秘诀。因为癌细胞疯狂复制，转移传播增大，占领脏腑空间，使痰瘀不断堆积丰隆。所以艾灸丰隆这个人体垃圾回收站，就像将病理产物逐渐燃烧焚化掉，达到痰去一身轻的效果。

而痤疮也不过就是丰隆穴位"管辖"下的一个小小治病作用。如果要充分了解每一个穴道的精彩之处，王喜乐推荐大家去买《穴道》这本书，因为许多重要的灵感经验在这本书上面讲得雅俗共赏、深入浅出。

至于合谷，那不用说了，实至名归的美容养颜要穴，《四总穴歌》"面口合谷收"，整个脸面、嘴巴、口腔、管道的疾病，别忘了合谷。

而血海，更是"血行疮自灭"的要穴，周身之气，通而不滞，血活而不留瘀，气通血活，何患病之不愈？

王喜乐凭借这痤疮三板斧，左右逢源、得心应手，非常有自信，临床上口碑也很好。

97 拉扭伤三穴

王喜乐的名声日益隆盛，像春日里的草木那样，居然有广东武状元电视剧的摄制组找到了王喜乐，邀请他出山，为武状元量身设计一些中医知识。

因为这部电视剧关系到广东的状元风度，以及黄氏家廟、黄氏宗族人群的威望，因此整个黄家倾宗族之力都要努力拍好这部电视剧，因此集思广益，更是延请名贤，设计剧本，凝练台词，而电视剧里中医方面的知识更需要专业人才来指导。

王喜乐为武状元兼通医术设计了几个案例，非常精彩。因为练武之人常要使用到腰马腿脚，日常拉伤扭伤肯定是家常便饭，所以站桩扎马、用力过度导致的腰腿痛，要迅速治好。武状元有个家传的方法：一是艾灸气海、命门以及环跳三个要穴。艾灸气海，气足百病除；艾灸命门，生命力强；艾灸环跳，能上蹿下跳，反应灵敏。

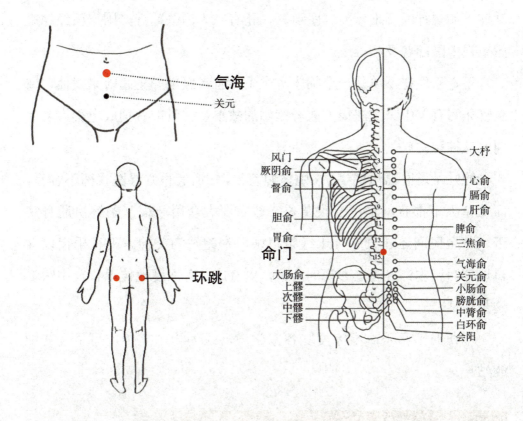

结果在电视剧里，既体现了武状元的中医知识，也传播了治病救人用艾的风采。有群众看完电视剧后，自己腰酸背痛的，艾灸这三个穴位，十有八九都能减轻甚至痊愈。他们事后都津津乐道，说广东武状元电视剧有干货、有水平，看了以后能解决生活中的一些常见问题。

王喜乐还贡献了一个单方，用栀子打粉，久炒外敷脚踝，可以治疗急性崴伤，特别管用。武状元也凭借这个经验，一辈子帮了许多乡亲父

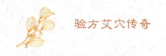
老，且不求回报。

98 艾神鲍姑

人家都可以看到，现今有中医元素的电视、电影渐渐受大众的追捧欢迎，如《神医喜来乐》《医道》，还有《大国医》等，国家已经越来越重视中医的普及和推广。

王喜乐现在不单是一个临床医生了，有省级电影集团前来找他，请王喜乐写有关中医艾法集大成者鲍姑的故事，并且准备拍成电影，名字叫《艾神鲍姑》。

鲍姑是道医葛洪的妻子，她体恤苍生，知道老百姓寻医找药不容易，而艾草天下都有，于是专攻艾灸，教普罗大众用一根艾条解决通身病苦，甚至民间还建祠庙，永远祭祀她，奉鲍姑为艾神。王喜乐夜以继日地书写剧本，将通过影视的方式，更宽广、有深度地传承普及中医，这是后话。

现在的王喜乐，不停搜罗各家学说，还为鲍姑立传，写了《艾神鲍姑》。

99 国之重器

天降福人以逆！

人生的境缘很奇妙，有时顺境里藏着祸，逆境里却含着福。王喜乐以为自己到乡村来是逆境，大众都认为这是职业生涯的下坡路，殊不知，中医的精华在民间，民间有高手，民间卧虎藏龙。

这几年，他在雨花寺将艾灸事业做得越来越大，还带动了四书乡的产业链，解决了几千上万人的工作，他让贫穷的乡村因为有产业而更快奔向富康，他让病苦的人见到了曙光和希望，就像迷途的人见到灯塔，他让古庙焕然一新，古贤的灯火重见光明，他让中医在民间重拾自信，在乡野建立威望。他让四书乡的知名度达到一个前所未有的高度！

鹤唳九天，声闻于野！

原来，鸡犬之声相闻的乡村田野，照样可以创出让时代记住、在历史流芳的经验事迹。小艾条也是国之重器，小穴位更蕴含着人体寿康生命之秘，这一似乎不起眼的小技术已成为扶贫致富的重要突破口！

王喜乐在自己的岗位上做到了让中医扬眉吐气，让同事升起浓厚的敬意，让国外友人都不敢小觑，甚至漂洋过海，慕名来求道问医。 王喜乐成功用艾在四书乡写下了一个神话！

大哉！吾华中医！奇哉！千古岐黄！

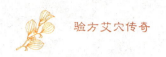

小结

写这部《艾穴传奇》，首先要感谢灸得悦的创始人王先生，他为人低调，年古稀犹有壮容，为大众奔波，感到时代疾患丛生，老百姓急需一种平常简易有效且副作用又极小的疗法。他自身过往的一些旧伤病痛，凭借艾灸就治好了。

他精通设计，发心立愿要为老百姓省钱，提高疗效，因此设计了大灸器和小灸器，这两个灸器符合环保、节能、高效的要求，平常要烧三根艾条的，用他这灸器一根就够了。而且他这灸器还可以保持"少火"状态，《黄帝内经》讲："少火生气。"这种少火有源源不断的生机。

结果艾灸盒在中医普及学堂内部推广，斩获了大量的口碑。艾灸扶正祛邪、疏通经络、散寒除湿、升阳举陷、保健强身更是口碑云集，效果令人满意！

艾灸不单是在用艾草的药力，它还在用一种专注、细心以及定力，它是耐性的淬炼，也是阳气的提高，对虚损性慢性病常有神奇之效。慢性支气管炎患者，一灸，晚上就不咳了。有的中风偏瘫坐轮椅的患者，艾灸完以后，拐杖丢了，人站起来了。车祸后遗症患者，一灸半个月，全好了!

　　这些种种神奇的案例, 远远不是用一本书就能够讲完的。想到时代不缺乏这些专业书籍, 我们就借此机缘创造出一部以现实为原型的小说, 充分展现艾灸的魅力, 艾灸的神奇! 平常之物也有它神异之处!

　　当然, 艾灸不是万能的, 每一种疗法都有它的局限性, 而它的局限性也可以通过综合疗法来弥补, 像作战, 远处可以用弓箭, 近处就要用刀枪, 身边可以筑城池、挖壕沟。

　　艾条是一支支利箭, 养生保健, 慎风寒, 节饮食, 惜精神, 戒嗔怒, 更是一张张强弓! 利箭搭在强弓上, 便能射出最让人震撼的力量来!

　　艾灸这种独特的补阳方式, 一旦配合赤脚走路, 可以解决艾灸上火的问题; 配合少荤多素, 可以解决"三高"问题; 配合不动怒, 可以解决各种奇难怪病、情绪性疾患, 再配合习劳、强身, 可以让健康系数更高, 体验更好; 配合八段锦、五禽戏、太极拳、易筋经, 更加能够让传统的练身功法发扬光大。因此, 不可以小瞧艾术。

　　虽小技必有可观!

　　切不可涨疾病志气, 灭我们传统中医瑰宝的威风, 不可认为它是一支小小的烟熏艾条就轻贱它。所谓滴水虽微, 渐盈大器, 水滴石穿, 绳锯木断。艾灸疗法操作简单, 安全快捷, 属于自然绿色疗法。花钱少, 有疗效, 更适合在民间广为传播应用, 可以为老百姓、全国人民筑起一道防病墙, 使许多小病在萌芽阶段就被艾灸遏制了。即使大病已来, 亦可以扶阳消阴, 增气益力, 带病延年!

　　它是有病早治, 治未病思想的一种体现, 也是中国五千多年历史中民间疗法的精华。它是在用火来取暖、火来煮食、火来照明三大基础需

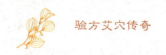

求上的一个突破——用火来治病。

火只要控制得好，它可以为人类带来光明、温暖、积极、乐观、健康。而艾灸无疑就是中华民族控火技术智慧的高度体现，也是中国人专注力、持久力、自信力的结晶。

经典讲，以一灯点亮诸灯，最后达至千灯万灯共同光明。在此希望这本书能够点亮更多热爱中医人的信心，让更多在迷途之中的人找到中医疗法的自信，以及让从事艾灸行业的人笃定这条路子，甚至让艾灸行业可以寻出更多的路线去传承古代绝学，发扬国之精粹。

这里面书写的是一个个临床案例干货，大众凭此在身边制造出一个个神话、奇迹，这便是《艾穴传奇》最终的目的——用火来传承智慧，薪火相传！

让这种实用医学的中医养生保健智慧永光而长传吧。